Gerti Samel

HEILKRÄUTER FÜR DIE SEELE

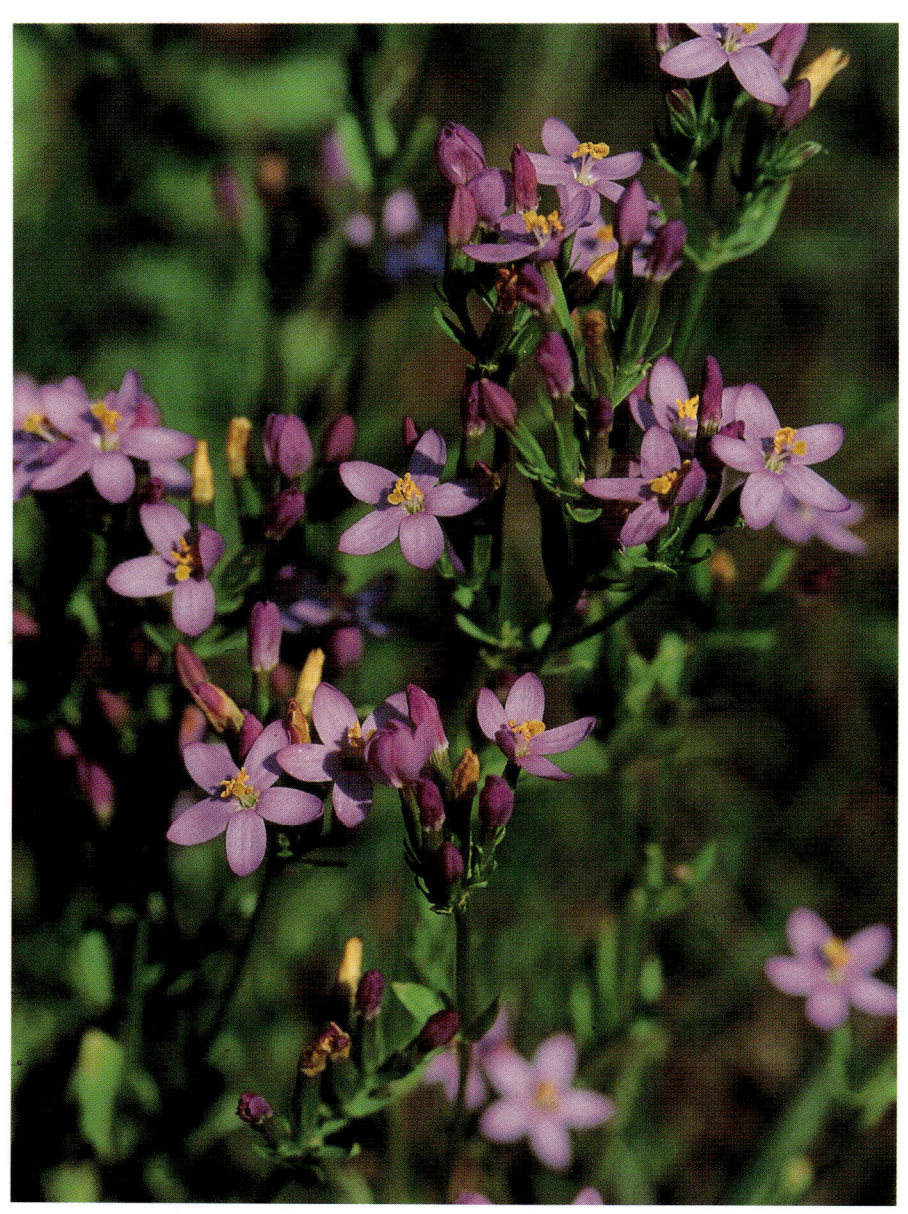

Schön und voller Heilkraft – das Tausendgüldenkraut

GESUNDHEIT UND NATUR

GERTI SAMEL

HEILKRÄUTER
FÜR DIE SEELE

LUDWIG

INHALT

In Südamerika und Ostindien wächst die Passionsblume. Als »Schlafkraut« ist sie eine der besten Alternativen zu synthetischen Schlafmitteln.

Krankheit – Ursache und Chancen 80

Kräutermedizin als Krisenmedizin 81

Auch gegen Streß und Hektik, die unser Leben immer stärker bestimmen, ist ein Kraut gewachsen.
Vor allem die Melisse bietet viele Möglichkeiten, Leib und Seele in harmonische Übereinstimmung zu bringen.

Heilen mit Bach-Blüten 136

Die besondere Kräutertherapie 137

Die sanfte Medizin

Haben Sie auch genug von den immer wiederkehrenden Warnhinweisen auf den Arzneimittelschachteln? Haben Sie keine Lust mehr, das Risiko einzugehen, sich – um nur ein Beispiel zu nennen – Kreislaufstörungen, Durchfall, Augenflimmern und Thrombosen einzuhandeln, nur weil Sie ein paar ganz normale Kopfschmerzen los sein wollen? Wenn es Ihnen so geht, sind Sie nicht alleine. Tausende von Patienten sind in den letzten Jahren auf der Suche nach medizinischer Hilfe dort gelandet, wo unsere Urgroßeltern längst waren – bei Heilkräutern, bei pflanzlichen Arzneien, bei sanften, natürlichen Medikamenten.

Pflanzen für die Seele

Heilkräutermedizin neu entdeckt

Vielleicht hat Sie in letzter Zeit einiges genervt. Sie gingen in die Apotheke und wollten ein Mittel zur Beruhigung. Etwas Sanftes vielleicht erstmal? Etwas Pflanzliches? Gut so, Sie liegen im Trend! An der Spitze aller in Deutschland verkauften Pflanzenpräparate stehen die Stärkungs-, Beruhigungs- und Schlafmittel. Die Nachfrage nach natürlicher Nervenmedizin ist einfach riesig. Und das Angebot ist gut – und seriös!

Keine Quacksalberei

Während der letzten Jahre hat die Phytotherapie, die Kräuterheilkunde, den Ruch der Quacksalberei endgültig abgestreift. Mit den modernen chemischen Nachweismethoden kann jetzt wissenschaftlich begründet werden, warum gewisse Pflanzen medizinisch wirken. Andererseits stellen die neuen Methoden einige traditionelle Überlieferungen in Frage. Auch das ist in Ordnung. Viel wichtiger ist, daß die neue Arzneimittelforschung der alten Kräuterkunde den Weg ins 21. Jahrhundert ebnet. Wir brauchen uns nicht mehr zu rechtfertigen, wenn wir abends lieber ein Baldrianbad nehmen als eine synthetische Schlafpille. Wir werden nicht mehr belächelt, wenn wir im Büro einen Beruhigungstee trinken, statt chemische Tranquilizer einzuwerfen.

Die Phytobranche mit ihren zehn Prozent Zuwachs pro Jahr setzt sich immer deutlicher gegen die Konkurrenz aus der Retorte durch. Es ist wieder in, etwas über Heilpflanzen zu wissen und sie in unser tägliches Leben einzubeziehen. Allerdings ist uns in den letzten 100 Jahren einiges an Wissen darüber verlorengegangen. Gerade Menschen, die das Pflanzliche neu entdecken, machen anfangs viele Fehler. Es dient keinem, wenn ein Kräuterrezept nicht wirkt, weil es falsch dosiert oder falsch zubereitet wurde. In diesem Buch lernen Sie, Heilkräuter für Körper und Seele zu nutzen. So, daß sie Ihnen wirklich helfen.

Zurück zu natürlichen Mitteln
Die zum Teil unkalkulierbaren Nebenwirkungen chemisch hergestellter Arzneien sind ein wichtiger Grund dafür, daß immer mehr zu pflanzlichen Mitteln gegriffen wird.

Pflanzen und Gefühle

Können Sie sich vorstellen, daß Pflanzen eine Seele haben? Aristoteles konnte es, Hildegard von Bingen auch. Für die Schamanen und Heiler der Volksmedizin galten Pflanzen immer schon als Geistwesen, die mit den Menschen in Kontakt treten und sie harmonisieren.

Für den Fall, daß Sie immer noch skeptisch sind: Vor kurzem haben Wissenschaftler herausgefunden, daß Pflanzen ein meßbares Energiefeld haben, das mit dem ebenfalls meßbaren Energiefeld des menschlichen Körpers durchaus vergleichbar ist.

Heilende Schwingung der Pflanzen

Energiefelder
Daß Pflanzen Schwingungen aussenden, daß sie eine Aura haben, ist altes Wissen. Neu ist der wissenschaftlich-technische Nachweis der Energiefelder, die Pflanzen aufbauen.

Nun ist sie sogar nachgewiesen: die lebendige grüne Pflanzenkraft, die mit den Menschen in Harmonie steht. Was aber macht sie mit uns? Edward Bach, eine der charismatischen Figuren in der Pflanzenheilkunde, der Erfinder der Bach-Blütentherapie, sieht es so: Die Pflanze überflutet den Menschen mit ihren heilenden, positiven Schwingungen und bringt die Schwingung des Menschen auf eine höhere Ebene.

Um sich das vorzustellen, muß man nur an die Musik denken. Auch sie verändert ja unsere Stimmungen und Gefühle, ohne daß wir genau sagen könnten wie. Aber selbst dieser Vergleich bleibt nur eine unzureichende Annäherung an das geheimnisvolle Gesetz der Schwingungen, das durch die Pflanzen auf uns wirkt. Viel wichtiger ist, daß wir es spüren.

So entstehen negative Seelenzustände

Auch unsere Seele verfügt über heilende Kräfte. Sie sorgen dafür, daß wir im Innern gesund bleiben oder wieder gesund werden. Diese Selbstheilungskraft setzt sich ständig mit unserer Umwelt und unseren Mitmenschen auseinander und sucht immer wieder die Balance. Wenn wir jedoch sehr oft Dinge tun, die unsere Seele kränken, wenn wir ein Leben führen, das wir nicht mögen oder aus einem anderen Grund nicht den »Weg unserer Seele« gehen, gerät unser inneres Gleichgewicht sehr oft ins Schwanken. Vielleicht unterdrücken wir unsere wahren Bedürfnisse, gestehen uns unsere Wünsche und Sehnsüchte nicht zu oder passen uns zu sehr an. Mit der Zeit bekommen die negativen Gedanken die Oberhand, wir verlieren unsere innere Aufrichtigkeit, Mißmut und Anspannung werden ein Teil unseres Selbst.

Wie die Stimmung krank macht

Und genau hier beginnen die meisten Probleme: Ungelöste Dauerkonflikte und ständige Diskrepanzen zwischen Anspruch und Erfüllung machen krank! Hat sich so ein negativer Seelenzustand erst einmal stabilisiert, beginnen die seelischen Verstimmung mit all ihren vielfältigen Symptomen – von Angst über Niedergeschlagenheit bis hin zu Nervosität, Schlaflosigkeit und innerer Unruhe. In diesem Buch wird davon noch ausführlich die Rede sein.

Wenn diese Signale ignoriert oder durch chemische Medikamente unterdrückt werden, gibt es zwei Möglichkeiten. Entweder geht die destruktive Energie in den Körper und entwickelt sich dort zu einer funktionalen oder organischen Krankheit. Oder aber die Störung bleibt im geistig-mentalen Bereich. Dann kann aus anfänglichen Gemütsverstimmungen eine echte Gemütskrankheit entstehen.

Seelische Verstimmungen als Warnung und Chance

Seelische Befindlichkeitsstörungen sind also ein Warnsignal. Zwar beginnen wir meistens erst über unser Leben zu reflektieren, wenn es uns schon ziemlich schlechtgeht, aber immerhin: Die Chance zum Umdenken ist ja noch da. Pflanzen sind denkbar geeignete Helfer auf diesem Weg.

Zum einen tragen sie chemische Substanzen in sich, die auf die körperlichen Begleitsymptome wirken. Zum andern schwingt die besagte Pflanzenseele mit, die unsere Gefühle und Gedanken ins Gleichgewicht zurückbringt. Wenn wir es wollen. Denn ohne unsere Bereitschaft sind Pflanzenkräfte natürlich nicht in der Lage, uns umzustimmen. Vor allem nicht, wenn die Störung schon weit fortgeschritten ist. Heilkräuter setzen sehr subtile, sehr sanfte Impulse. Aber die gehen bekanntlich um so tiefer.

Seele und Körper
Die körperlichen, krankmachenden Auswirkungen psychischer Verletzungen hat erstmals Sigmund Freud, der Begründer der Psychoanalyse, systematisch untersucht. Ohne seine Pionierarbeit wäre die Disziplin der Psychosomatik heute nicht denkbar.

Wie uns Pflanzen helfen

Die »Blätter des Lebens«, wie die Klosterfrau Hildegard von Bingen die Kräuter nannte, sind höchst vielseitige Virtuosen. Sie machen uns zum Beispiel die Sonnenenergie zugänglich, die sie gespeichert haben. Sie nehmen Elemente aus dem Boden auf, die für unsere Ernährung wichtig sind, sie setzen Sauerstoff frei, den wir zum Leben brauchen. Sie regenerieren mit ihrer grünen Farbe unser gesamtes vegetatives Nervensystem, und sie strömen Düfte aus, die auf direktem Wege unsere Gefühle beeinflussen.

Dazu kommt eine kosmische Dimension der Pflanzen. Spirituelle Forscher wie der britische Naturwissenschaftler Rupert Sheldrake haben bewiesen, daß jedes Ding und jedes Wesen in der Natur mit einem »morphogenetischen Gedächtnis« ausgestattet ist, einem genetischen Speicher, in den alle Informationen seit Bestehen der Welt Eingang gefunden haben

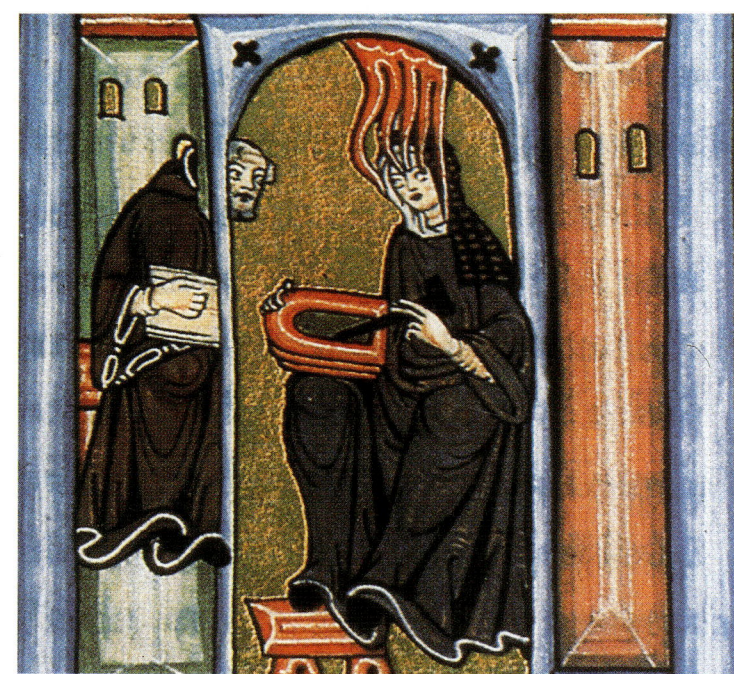

Sie war die herausragende Pflanzenkennerin des Mittelalters: Hildegard von Bingen. Trotz ihrer heute antiquiert anmutenden christlichen Mystik gilt ihr Wissen als Heilerin nach wie vor viel.

und verarbeitet wurden. Pflanzen, die ja schon Jahrmillionen vor den Menschen existiert haben, haben auf diese Art also mehr und vor allem andere Informationen als der Mensch.

Was wir von den Pflanzen lernen können

Ja, es ist so: Wir können ganz wesentliche Dinge von den Pflanzen lernen. Wenn wir ihren Rhythmus von Werden und Vergehen erleben, werden wir ihn eher in uns akzeptieren. Wenn wir begreifen, daß sich jeder Samen gemäß seiner inneren Anlage entwickelt, fällt es uns leichter, unser Schicksal zu akzeptieren. Aus einem Veilchensamen wird nun mal keine Eiche.

Auch die Vielfalt der Pflanzen lehrt uns etwas: Es geht nicht darum, zu vergleichen oder zu werten, sondern zu sehen und zu akzeptieren. Jede Pflanze hat ihre Aufgabe, ihre Berechtigung und ihren Platz. Es gibt Schattenpflanzen, die können nur unter einem Baum wachsen, es gibt Lichtpflanzen, die brauchen die Sonne. Auch wir müssen unsere Aufgabe finden, unseren Platz in dieser Welt.

Individualität akzeptieren
Eines der ersten Dinge, die man bei der Betrachtung von Pflanzen lernen kann, ist Toleranz. Wer die Vielfalt der Pflanzenwelt erkennt, kann lernen, auch die speziellen Eigenarten seiner Mitmenschen zu akzeptieren.

Eine Reise zur Pflanzenseele

Wenn Sie Spaß daran haben, intuitiv mit Pflanzen zu arbeiten oder diese Fähigkeiten zu schulen, können Sie einmal versuchen, mit einer bestimmten Pflanzenseele Kontakt aufzunehmen. Am besten, Sie suchen sich ein Heilkraut aus, das Ihnen besonders zusagt oder das Sie auf irgendeine Weise anzieht. Diese Pflanze besorgen Sie sich (möglichst frisch). Die folgende Phantasiereise wird in manchen Workshops über »magische Kräuterkunde« geübt. Ihr Ziel ist, in die Aura der Pflanze einzudringen, um sich ihre Weisheit auf nichtintellektuellem Wege zu erschließen.

Meditativer Zugang

Gehen Sie an einen ruhigen Ort, wo Sie nicht gestört werden, stellen Sie das Telefon ab. Setzen oder legen Sie sich bequem hin, atmen Sie ruhig ein und aus, und entspannen Sie Ihren

Mal den Verstand ausschalten

Nehmen Sie die Pflanze mit all Ihren Sinnen auf. Versuchen Sie nicht, darüber nachzudenken oder zu sinnieren. Es wäre gut, wenn Sie den Verstand ganz ausschalten könnten und total im Augenblick blieben.

Körper Stück um Stück. Erst Beine und Füße, dann Arme und Hände, dann den Rücken und den Kopf. Nach und nach lassen Sie auch Ihre Gedanken vorbeifließen und schenken ihnen keine Beachtung mehr. Mit der Zeit werden Sie innerlich ganz ruhig.

Nun öffnen Sie langsam die Augen und nehmen Ihre Pflanze in die Hand. Halten Sie sie hoch und schauen Sie sie sich genau an. Stellen Sie sich vor, Sie hätten diese Pflanze noch nie gesehen. Betrachten Sie dieses Ding in Ihrer Hand mit den Augen eines Kindes. Ganz verwundert, staunend. Schauen Sie die Struktur, die Blätter, die Form der Blüten an. Beachten Sie die Farben, nehmen Sie den Geruch wahr.

Es kann durchaus sein, daß nun Gefühle und Empfindungen auftauchen, die Ihnen Informationen über die Pflanze geben. Was fühlen Sie, welche Sinneswahrnehmungen tauchen auf? Lassen Sie all Ihren Sinnen viel Zeit, Empfindungen zu sammeln.

Das Wesen der Pflanze

Nun ist es an der Zeit, langsam die Augen zu schließen – für die nächste Phase, in der Ihr Bewußtsein tiefer in die Pflanze eindringen kann. Sie können sich vorstellen, welche menschliche Form die Pflanze annehmen könnte. Eine Frau, ein Mann, vielleicht eine Fee oder ein anderes Märchenwesen. Wenn diese Person noch nicht erscheinen will, üben Sie sich in Geduld. Früher oder später wird Ihnen das Pflanzenwesen als Person begegnen.

Nun kann es passieren, daß auch andere Bilder auftauchen, vielleicht sogar Farben, Musik oder andere Geräusche. Merken Sie sich, was immer jetzt kommt, ohne es zu werten oder interpretieren zu wollen. Warten Sie einfach ab, nehmen Sie auf, sonst nichts. Auch wenn die Bilder Ihnen unsinnig erscheinen – versuchen Sie nicht, sie zu verstehen. Vielleicht wird das Pflanzenwesen Sie an einen bestimmten Platz führen. Folgen Sie ihm, wenn Sie mögen, aber nur, wenn Sie nicht das Gefühl haben, die Reise wird bedrohlich. Sie können jederzeit abbrechen und aufhören, wenn unangenehme Gefühle in Ihnen auftauchen oder Sie Angst bekommen!

Pflanzen enthalten viele Informationen der Region, aus der sie stammen. Wenn Sie wollen, können Sie ein Experiment mit einer asiatischen oder polynesischen Pflanze machen und Ihre Informationen aus einer Phantasiereise mit denen aus unseren Breiten vergleichen.

Sobald Sie genug haben, bedanken Sie sich bei Ihrer Pflanze und verabschieden sich. Langsam kommen Sie nun zurück und öffnen die Augen.

Erinnerung bewahren

Nun ist es wichtig, daß Sie alle Ihre »Reiseerlebnisse« aufschreiben, damit Sie kein Detail vergessen. Vielleicht finden Sie jemanden, mit dem Sie sich austauschen können und die Symbole der Bildsprache deuten können.

Ein letzter Hinweis: Pflanzen sind Individuen wie Sie selbst, und es ist sehr gut möglich, daß Sie zu manchen einen guten Draht entwickeln und ihnen tiefste Geheimnisse entlocken können, während Ihnen die Schwingung anderer Arten weniger zusagt. In so einem Fall werden Sie wahrscheinlich auch weniger über sie erfahren, und Sie können davon ausgehen, daß diese Pflanze Ihnen dann auch weniger hilft – sie paßt schlicht und einfach weniger zu Ihnen als andere.

Sammeln Sie Erfahrungen
Es wäre sinnvoll, diese Reise mit anderen Pflanzen zu wiederholen. Nur so bekommen Sie Vergleiche und Erfahrungswerte.

Chinesische Medizin

Uraltes Wissen

Leider ist vieles von dem alten Wissen um die Heilpflanzen verlorengegangen. Die Chinesen, ältestes Kulturvolk der Erde, waren Meister der pflanzlichen Heilkunst. Früher gelangten die geheimnisvollen Heilkräuter und Drogen der Chinesen über die Seidenstraße nach Europa, heute entdeckt man die gesamte chinesische Medizin bei uns neu, und nicht nur die: Auch die alte Kräuterkunde der indischen Medizinlehre Ayurveda hat schon in unseren Kurhotels Einzug gehalten. Mittlerweile bekommt man auch in deutschen Kräuterläden so exotische Kräuter wie Ashwaganda oder Shatavari.

Essen und Heilen

Das Essen ist eine Vorform des Heilens. Schließlich ist der Mund das wichtigste Organ, mit dem wir Stoffe aus unserer Umwelt in unseren Körper aufnehmen – schädliche wie heilende.

Bei den fernöstlichen Völkern hatte die Heilkunst der Vorbeugung einen viel größeren Stellenwert als bei uns. So war die Ernährung und die Kochkunst oft Bestandteil der Rezeptvorschriften der Heilkundigen. An den vielen Festtagen gab es religiöse Vorschriften, die eine genaue Speisefolge vorsahen.

Ein gutes Beispiel für die sinnvolle Kombination von Heilund Würzmitteln ist der wertvolle Safran. Der getrocknete Narbenstengel dieser orientalischen Krokusblüte galt als altes Wundermittel gegen alle möglichen Leiden. Nach der Sage entsproß der Krokus auf dem Liebeslager der Hochzeit von Zeus und Hera auf dem Idagebirge. Er war Symbol der Liebe und des Todes zugleich.

Das Tao der Medizin

Die Natur hat sich seit den Anfängen der chinesischen Medizin vor etwa 5000 Jahren nicht nennenswert verändert. Und das ist der Grund, warum auch die Prinzipien der chinesischen Heilkunst und ihre Techniken fast unverändert geblieben sind. Sie entsprechen nach wie vor den Strukturen der Natur.

Die Chinesen betrachten den menschlichen Körper als einen Mikrokosmos, in dem sich die großen, kosmischen Zusammenhänge widerspiegeln. Sie gehen davon aus, daß dieselben Kräfte, die das Universum beherrschen, auch den Menschen beseelen und bestimmen. So ist es die Aufgabe der Heilkundigen, Harmonie und Gleichgewicht im Körper wiederherzustellen, so daß sich die Selbstheilungskräfte entfalten können.

Kräuter sind ein wichtiger Bestandteil der chinesischen Medizin. Die Grundsätze dieser Lehre leiten sich von der taoistischen Philosophie ab, Chinas ältester und wichtigster Denkschule. Die grundlegende Idee der chinesischen Medizin ist: Alle Formen des Lebens sind auf das Qi, die Lebenskraft, zurückzuführen, die den ganzen Kosmos durchdringt. Qi wird durch die Verdauung der Nahrung entzogen und dem Körper zur Verfügung gestellt. Der Atem entzieht Qi der Luft und führt es den Lungen zu. Diese beiden Kräfte verändern sich im Blut, um das menschliche Qi zu bilden.

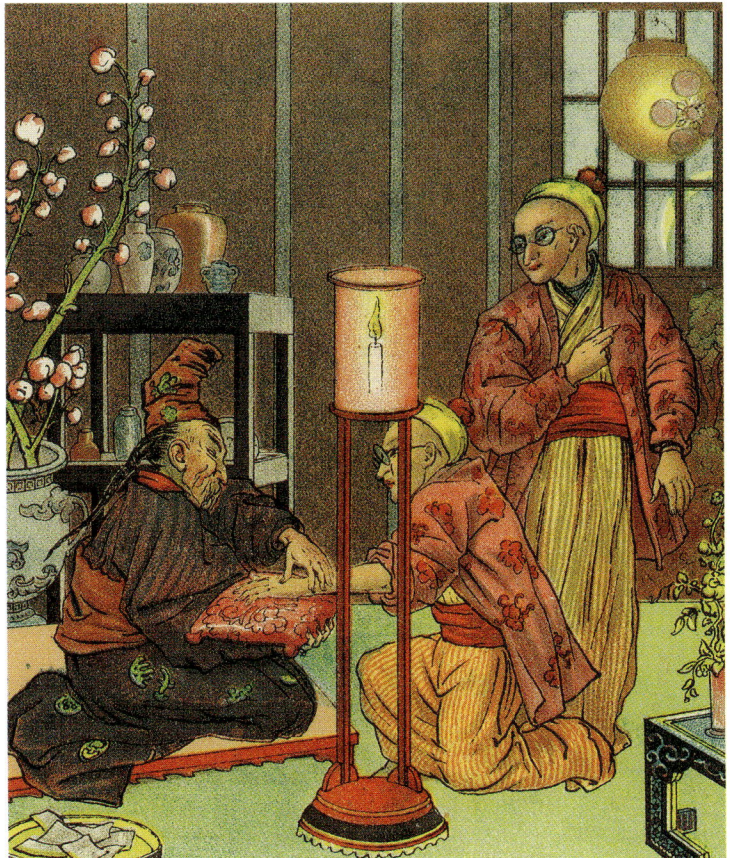

Akupressur ist eine der Errungenschaften der chinesischen Medizin. Seit Jahrtausenden wird sie angewandt – ohne Nebenwirkungen und ohne überholt zu sein.

Die Fünf-Elemente-Lehre

Eine andere Basis der chinesischen Heilkunde ist die Theorie der fünf Elemente.

Diese Elemente sind Holz, Feuer, Erde, Metall und Wasser. Sie bedingen sich gegenseitig und lassen eine Vielzahl von Bezügen und Assoziationen zu. So werden die Elemente auf Körperteile und Gefühle bezogen, Jahreszeiten, Farben und Geschmacksrichtungen zugeordnet. Und es gibt Kräuter, die diesem Geschmack und der Temperatur entsprechen.

Wasser
- Jahreszeit: Winter
- Geschmack: Salzig
- Gefühl: Angst
- Körperteile: Niere, Blase, Ohren, Haare, Knochen
- Salzige Kräuter: Z. B. Hai zoo, Qing doi und Jin qian doo
- Ihre Wirkung: Kühlend, beeinflussen Blasen- und Nierenbereich

Metall
- Jahreszeit: Herbst
- Geschmack: Scharf
- Gefühl: Kummer
- Körperteile: Lungen, Dickdarm, Nase, Haut
- Scharfe Kräuter: Z. B. Ban xia, Bo he
- Ihre Wirkung: Durchblutungsfördernd, lösend und stärkend. Sie lassen die Lebensenergie Qi besser fließen und wirken auf Lungen und Dickdarm

Harmonische
Wechselwirkung
Jedes der fünf Elemente
erzeugt ein anderes und
entsteht aus einem ande-
ren. So bilden sie einen
Kreis, der alles Werden
und Vergehen auf der
Welt beschreibt.

Erde
- Jahreszeit: Spätsommer
- Geschmack: Süß
- Gefühl: Sorge
- Körperteile: Milz, Magen, Mund, Muskeln
- Süße Kräuter: Z. B. Gan coo oder Gou qi
- Ihre Wirkung: Nährend und erfrischend, weswegen sie in der Regel bei Mangelerscheinungen aller Art verwendet werden

Feuer
- Jahreszeit: Sommer
- Geschmack: Bitter
- Gefühl: Freude
- Körperteile: Venen und Adern, Zunge, Dünndarm, Herz
- Bittere Kräuter: Z. B. Da huang oder Dan shen
- Ihre Wirkung: In den meisten Fällen kühlend. Verwendung bei Darmproblemen, Husten, Herzleiden und Kreislaufkrankheiten

Holz
- Jahreszeit: Frühling
- Geschmack: Sauer
- Gefühl: Wut
- Körperteile: Leber, Gallenblase, Sehnen, Augen
- Saure Kräuter: Z. B. Wu wei zi oder Shan zhu yu
- Ihre Wirkung: Adstringierend. Anwendungsgebiete sind Krankheiten von Leber und Galle, aber auch krankhaft übersteigerte Körperabsonderungen wie Durchfall, Blutungen oder starkes Schwitzen

Die chinesischen Kräutermixturen können aus bis zu 20 Kräutern bestehen, wobei ihr Zusammenwirken mindestens ebenso wichtig ist wie ihre Einzeleigenschaften. Das Ergebnis ist häufig ein äußerst wirkungsvolles Gebräu. In den chinesischen Apotheken werden die Kräuter in Tagesdosen abgewogen und entweder in Pillen- oder Pulverform oder als Absud verkauft. Die Kranken kochen diese Kräuterflüssigkeit zu Hause nochmals in bestimmten irdenen Gefäßen auf. Zum Teil kommt Reis hinzu, so daß quasi eine Heilmahlzeit aus Kräutern entsteht.

Der Kreis der Elemente
Brennendes Holz erzeugt Feuer, Feuer hinterläßt Asche (Erde), Erde ist die Quelle des Metalls, Metall kann verflüssigt werden (Wasser), Wasser läßt Holz wachsen.

Kräuter und Astrologie

Da die Natur nach den Prinzipien der Analogie funktioniert, kann man Pflanzen auch in astrologische Zusammenhänge stellen. Jedes Heilkraut wird von einem bestimmten Planeten regiert und besitzt dessen Merkmale und Kräfte, und jedes Kraut heilt die von seinem jeweiligen Planeten regierten Krankheiten. Venuskräuter, zu denen der Echte Beifuß, Eisenkraut, Frauenmantel und Thymian zählen, werden häufig zur Behandlung von Menstruationsstörungen eingesetzt, Merkurkräuter wie Baldrian und Lavendel sind für die Erkrankungen der Lunge zuständig.

So kann auch die Kenntnis der Beziehung der Kräuter zu »Ihrem« Planeten Ihnen ein tieferes Verständnis für die Natur der Pflanze schaffen. Sie können diese Zusammenhänge als ein weiteres Kriterium auf der Suche nach den Pflanzen benutzen, die Ihnen persönlich am nächsten stehen.

Widder
- Herrschender Planet: Mars
- Krankheitsdispositionen: Gehörverlust, Kopfschmerzen, Kopfverletzungen, Kurzsichtigkeit, Migräne, Nervosität, Nierenprobleme, Schlafstörungen
- Marskräuter: Bärentraube, Große Brennessel, Hopfen, Ingwer, Isländisch Moos, Mönchspfeffer, Weißdorn, Wermut

Stier
- Herrschender Planet: Venus des Morgens
- Krankheitsdispositionen: Fettleibigkeit, Erkältung, Grippe, Heiserkeit, Herzstörungen, Mandelentzündung, Nackenverspannung, Rachenkatarrh, Schluckbeschwerden, Verstopfung, Alkoholismus
- Venuskräuter: Echter Beifuß, Eisenkraut, Frauenmantel, Huflattich, Poleiminze, Schlüsselblume, Schwarzer Holunder, Thymian

Zwilling
- Herrschender Planet: Merkur des Morgens
- Krankheitsdispositionen: Atembeschwerden, Asthma, Symptome unterschiedlicher Art an Händen und Armen, Allergien, Rücken- und Bandscheibenprobleme, psychische Lebenskrisen
- Merkurkräuter: Echter Alant, Baldrian, Fenchel, Lavendel, Süßholz, Kalmus, Schlehenblüten, Engelsüßwurzeln

Krebs
- Herrschender Planet: Mond
- Krankheitsdispositionen: Gastritis, Magen- und Darmbeschwerden, Magengeschwür, Magenkatarrh, Nierenleiden, Phobie
- Mondkräuter: Klettenlabkraut, Vogelmiere, Gänseblümchen, Odermenning, Echter Ziest, Ringelblume, Wegwarte

Ganzheitliche Weltsicht

Die gegenseitige Zuordnung von Planeten, Heilkräutern und Krankheitszuständen war vor allem in der Barockzeit (17. Jh.) gängige wissenschaftliche Praxis. Damals verband man die Planeten auch mit Metallen, Gemütszuständen, menschlichen Organen u.a.

Löwe
- Herrschender Planet: Sonne
- Krankheitsdispositionen: Angina pectoris, Anorexia nervosa, Herzkranzgefäßverengungen, Herzneurose, nervöses Herz, Herzphobie, psychosomatische Herzprobleme, Konzentrationsstörungen, Manie, Verschwendungssucht
- Sonnenkräuter: Kamille, Ringelblume, Rosmarin, Tausendgüldenkraut, Wacholder, Weißdorn, Frauenmantel, Ehrenpreis

Jungfrau
- Herrschender Planet: Merkur des Abends
- Krankheitsdispositionen: Verdauungsprobleme, Blähungen, Völlegefühl, Darmkatarrh, Darmkolik, Gärungs- und Fäulnisdyspepsien, Dickdarmentzündung, Sehnenscheidenentzündung, Schlafstörungen, Existenzangst, unspezifische Ängste
- Merkurkräuter: Echter Alant, Baldrian, Fenchel, Lavendel, Süßholz

Waage
- Herrschender Planet: Venus des Abends
- Krankheitsdispositionen: Brustleiden, Hörsturz, Knieprobleme, Kreuzschmerzen, Menstruationsbeschwerden, Nierenbeschwerden, Nierendysfunktion, Nierensteine, Ohrensausen, Schlafstörungen
- Venuskräuter: Echter Beifuß, Eisenkraut, Frauenmantel, Huflattich, Misteln, Poleiminze, Schlüsselblume, Schwarzer Holunder, Wacholder, Wegwarte, Thymian

Skorpion
- Herrschender Planet: Pluto
- Krankheitsdispositionen: Immunschwächekrankheiten, Blasenentzündung und -erkältung, Durchfall, Eßstörungen, Frigidität, Impotenz, Magersucht, Menstruationsbeschwerden, Prostatabeschwerden, Uterussenkung, Verstopfung, Vaginalentzündung, Zysten
- Plutokräuter: Brennessel, Distel, alle Dornensträucher, Hagebutten, Knoblauch, Rettich, Zwiebel

Zwei Sterne, ein Himmelskörper

Abendstern und Morgenstern sind astronomisch betrachtet ein und derselbe Planet: die Venus nämlich, die abends über dem westlichen, morgens über dem östlichen Horizont steht.

Schütze
* Herrschender Planet: Jupiter
* Krankheitsdispositionen: Unfallverletzungen an den Oberschenkeln und der Hüfte, Gehstörung, Lähmung, Hüftknochenabnutzung (Arthrose) Ischias, Rückenschmerzen, Krampfadern, Allergie, Heuschnupfen, Asthma, Alters- oder juveniler Diabetes
* Jupiterkräuter: Efeu, Linde, Löwenzahn, Mädesüß, Melisse, Petersilie, Rotklee, Salbei, Ysop

Steinbock
* Herrschender Planet: Saturn
* Krankheitsdispositionen: Gelenkschmerzen, Arthritis, Gicht, Haltungsfehler, Knieprobleme, Knieschwellungen, Nierenprobleme, Meniskusleiden, Nierensteine, Rheumatismus, Versteifung
* Saturnkräuter: Ackerschachtelhalm, Beinwell, Hirtentäschel, Königskerze

In sich logisch
Die Zuordnung der einzelnen Kräuter zu den Planeten ergibt sich aus der Zuordnung der Krankheitsdispositionen zu den Planeten. Auch wenn Sie der Astrologie nichts abgewinnen können: Suchen Sie in der Liste Ihr Krankheitsbild, und lesen Sie, welche Kräuter Ihnen helfen.

Wassermann
* Herrschender Planet: Uranus
* Krankheitsdispositionen: Immunschwächekrankheiten wie Aids, Herzphobie, Herzrhythmusstörungen, Bluthochdruck (Hypertonie), Konzentrationsstörungen, Gedächtnisschwäche, Kreislaufprobleme, Menstruationsbeschwerden, Neurosen, Obstipation, Prostataschwellung, Sexualstörungen, Unterschenkelbruch, Unterschenkelschmerzen, Uterussenkung, Zysten
* Uranuskräuter: Bärlauch, Faulbaum, Knoblauch, Mistel, Rettich, Zittergras

Fisch
* Herrschender Planet: Neptun
* Krankheitsdispositionen: Alkoholismus, Allergien, Asthma, Fußbeschwerden, fiebrige Erkrankungen, Heuschnupfen, Hüftleiden, Kreuzschmerzen
* Neptunkräuter: Wasserrose, Trauerweide, Tollkirsche, Pilze, Tabakpflanze, Schneeglöckchen, Christrose

Kräuter und Chakren

Kreisförmige Energiezentren

Ein Bezugssystem aus der chinesischen Medizin, das heute auch bei vielen westlichen Phytologen Anwendung findet, ist die Zuordnung der Kräuter zu den einzelnen Chakren. Das Wort Chakra kommt aus dem Sanskrit und bedeutet »Rad«. Chakren sind nach fernöstlichem Verständnis kreisförmige Energiezentren im feinstofflichen Körper des Menschen.

Hellsichtige Menschen nehmen die Chakren als radförmige Energiewirbel wahr. Sie sind bei verschiedenen Menschen unterschiedlich groß und unterschiedlich aktiv und alle an einen feinen Energiekanal angeschlossen, der parallel zur Wirbelsäule verläuft.

Jedes Chakra steht mit verschiedenen Organen und Körperbereichen in Verbindung, denen es die Kraft für ihre Funktion liefert. Die sieben Hauptchakren entsprechen außerdem den sieben Hauptdrüsen unseres Hormonsystems. So wie sich für jedes Organ im menschlichen Körper eine Entsprechung auf der seelisch-geistigen Ebene findet, bezieht sich auch jedes Chakra auf einen speziellen Aspekt menschlichen Verhaltens und menschlicher Entwicklung. Die unteren Chakren stehen mit den grundlegenden Bedürfnissen und Emotionen des Menschen in Verbindung, die feineren Energien der oberen Chakren entsprechen den höheren, geistigen und spirituellen Fähigkeiten.

Da Chakren mit feinen Energieantennen ausgestattet sind, können sie auf jeden Einfluß aus der Umwelt reagieren, indem sie sich öffnen oder zusammenziehen. Dadurch besitzt bei den meisten Leuten jedes Chakra eine andere Schwingung. Bei seelisch und körperlich völlig gesunden Menschen besteht ein Zustand der Harmonie aller Chakren. Doch das ist leider nicht sehr oft der Fall. Häufiger sind die Energien unausgeglichen, und das wirkt sich auf den seelischen Zustand aus. Heilkräuter können ebenso wie Yoga- und Meditationstechniken auf die Chakren wirken, indem sie die Energien ausgleichen und dadurch den ungestörten Energiefluß wiederherstellen.

Lebenskraft aus der Atmosphäre
Chakren dienen als Empfänger, Umwandler und Leiter von Energie, als Sammel- und Aufnahmestellen der in der Atmosphäre enthaltenen Lebenskraft. Sie gelten als die Tore für den Zustrom von Energie und Leben in unserem physischen Körper.

21

Die sieben Chakren

Das Wurzelchakra oder Basischakra
Beim Mann liegt es am Steißbein, bei der Frau zwischen den Eierstöcken: Es gilt als Sitz der physischen Lebenskraft und steht für Selbsterhaltung, Sicherheit und Erdung.
- Drüsen: Nebennieren
- Organe: Nieren, Blase, Wirbelsäule
- Pflanzen: Beinwell, Süßholz, Wacholder und Bärentraube.
Diese Kräuter ziehen die Energie nach unten und stabilisieren den Menschen.

Sinn und Sinnlichkeit
Wenn das zweite Chakra gestört ist, sind nicht nur sexuelle Probleme die Folge. Auch Lebensfreude und die Aufgeschlossenheit anderen gegenüber nimmt ab, das Leben erscheint sinnlos.

Das Sakralchakra oder Milzchakra
Es sitzt knapp unterhalb des Nabels und gilt als Zentrum der sexuellen Energien und des Selbstwertgefühls. Nach chinesischer Auffassung befindet sich hier die Seele. Mit diesem Energiezentrum nehmen wir unter anderem die Gefühle anderer Menschen wahr.
- Drüsen: Keimdrüsen
- Organe: Sexualorgane, Beine
- Pflanzen: Poleiminze, Frauenmantel

Das Solarplexus-Chakra oder Sonnengeflecht
Es liegt etwas oberhalb des Nabels und ist der eigentliche Körpermittelpunkt – also der Ort, von dem aus die physischen Energien verteilt werden. Es gilt auch als Zentrum der unverfeinerten Emotionen und des Machttriebes. Gleichzeitig hat das Solarplexus-Chakra mit dem Ausdruck archaischer Gefühle wie Angst, Wut, Leidenschaft und Verlangen zu tun. Bei Angst spürt man, wie sich das Zentrum zusammenzieht.
- Drüse: Bauchspeicheldrüse
- Organe: Magen, Leber, Gallenblase
- Pflanzen: Kamille, Löwenzahn, Tausendgüldenkraut

Das Herzchakra
Es liegt in Höhe des Herzens, in der Mitte der Brust. Es bedeutet wahre, bedingungslose Liebe, Zuneigung, Hingabe, Freundschaft, spirituelles Wachstum und Mitgefühl. Tiefere

menschliche Gefühle wie Freude, Mitleid und Vertrauen kommen über dieses Chakra zum Ausdruck. Praktisch alle Meditationsarten sind auf die Öffnung des Herzchakras ausgerichtet.

- Drüse: Thymusdrüse
- Organe: Herz, untere Lunge, Blutstrom
- Pflanzen: Rosmarin, Melisse, Weißdorn, Linde, Rose

Das Halschakra oder Kehlkopfchakra

Es befindet sich am Kehlkopf und gilt als Chakra der Kommunikation, des Selbstausdrucks und der Kreativität. Dieses Zentrum steht in engem Bezug zur Sexualität.

- Drüse: Schilddrüse
- Organe: Kehle, obere Lunge, Arme, Verdauungskanal
- Pflanzen: Salbei, Tausendgüldenkraut

Das Stirnchakra oder drittes Auge

Es liegt genau in der Mitte der Stirn, leicht über den Augenbrauen. Hier befindet sich das Zentrum der übersinnlichen Wahrnehmung. Es ist aber auch der Sitz des Willens, des Geistes und des Verstands – und es ist der Punkt, von dem aus wir visualisieren. Bei der Meditation wird meistens dieses Chakra geöffnet und entfaltet.

- Drüse: Hirnanhangsdrüse
- Organe: Unteres Hirn, linkes Auge, Nase, Rückgrat, Ohren
- Pflanze: Echter Beifuß

Verstand und Wahrnehmung

Wenn die Energie im Stirnchakra frei fließt, arbeitet der Verstand klar, der Betreffende sieht die Welt, wie sie ist, und hat eine sichere Intuition.

Das Kronenchakra

Es ist auf dem Kopf in Höhe der Fontanelle und steht für das höchste, dem Menschen erreichbare Bewußtsein. Es heißt auch Einheitsbewußtsein, weil man aus ihm heraus die Verbindung mit dem höheren Selbst und seiner Göttlichkeit spürt. An dieser Stelle dringen spirituelle Energien in die Aura ein. Dieses Chakra ist der Sitz der Intuition, die die Fähigkeit des Hellsehens weit übertrifft.

- Drüse: Zirbeldrüse
- Organe: Oberes Hirn, rechtes Auge
- Pflanze: Mädesüß

Das Heilen mit Pflanzen ist alles andere als geheimnisvolle Hexerei. Längst hat sich die Biochemie über die Kräuter aus Omas Garten hergemacht und festgestellt, was denn eigentlich ihre Heilwirkung ausmacht. Genauso, wie man mittlerweile viele Inhaltsstoffe analysiert und ihren Nutzen für den menschlichen Organismus festgestellt hat, so hat man auch akzeptieren gelernt, daß Krankheiten, die oft eine psychische, eine seelische Ursache haben, auch entsprechend kuriert werden müssen: mit natürlichen Heilmitteln, deren Wirkung sich nicht nur auf eine einzelne chemische Reaktion im menschlichen Körper beschränkt.

Heilen mit Kräutern

Wie wirken Pflanzen?

Auch die Seele braucht Pflege

Menschen, für die das Wort »Seele« eine rein religiöse Bedeutung hat, mögen vom Titel dieses Buches etwas irritiert sein. Ich interpretiere den Begriff Seele allerdings sehr viel weiter, als es herkömmlicherweise geschieht: als Synonym für Gemüt oder Stimmung. Oder für die Psyche, was ja immerhin das griechische Wort für Seele ist.

In diesem Sinne sind diese »Heilkräuter für die Seele« zu verstehen: als Pflanzen, die auf unser Nervensystem wirken, die Stimmungen beeinflussen, die uns aus negativen Haltungen befreien, die uns aufbauen und Mut machen oder die entspannen und Angst lösen. Je nachdem, was wir gerade brauchen.

Das Geheimnis der Kräuter

Auch wenn Sie jetzt enttäuscht sind: Pflanzen für die Seele sind ganz normale Heilpflanzen. Einige davon kennen Sie bestimmt aus der Küche, andere nur dem Namen nach.

Vielleicht werden Sie stutzig, wenn Sie lesen, daß sogar ordinäre Küchenkräuter für seelische Störungen empfohlen werden: Petersilie für die Libido, Herbes de Provence gegen Angst? Die Erklärung ist ganz einfach: Je nach Sorte, Zubereitung, Anwendung und Dosierung wirken Heilkräuter auf unterschiedliche Körpersysteme. Mal beeinflussen sie die Organfunktionen, mal Nerven und Gemüt, mal beides.

Welche Wirkstoffe enthalten Heilkräuter?

Die Chemie der Kräuter ist der Chemie pflanzlicher Nahrungsmittel sehr ähnlich und manchmal gar nicht so genau davon abzugrenzen. Wie auch Gemüse enthalten Heilkräuter Vitamine, Mineralstoffe und Spurenelemente. Darüber hinaus haben sie eine ganze Reihe medizinisch wirksamer, »aktiver« Inhaltsstoffe, zum Beispiel Glykoside oder Kieselsäure. Die

Heil- und Küchenkräuter

Essen und Heilen liegen dicht beieinander – wie auch der Volksmund weiß, der gutes Essen für den Zusammenhalt von Leib und Seele verantwortlich macht. Einige der hier vorgestellten Heilkräuter sind denn auch als ganz normale Küchengewürze bekannt.

wichtigsten Substanzen für Nerven und Psyche sind ätherische Öle, Bitterstoffe, Saponine und Alkaloide. Auf den folgenden Seiten soll versucht werden, etwas Ordnung in diese für den Laien manchmal verwirrende Terminologie zu bringen.

Ätherische Öle

Diese Pflanzenbestandteile enthalten die wunderbaren Aroma-, Geschmacks- und Duftstoffe, die wir an Kräutern und Gewürzen, Blumen und Blütenessenzen so lieben. Ätherische Öle reizen unsere Sinne und haben eine ganz besondere Wirkung auf Seele, Gemüt und Gefühl.

Entweder gelangen sie mit der Nahrung oder als Arznei über den Magen ins Blut, oder sie werden bei Massagen und Bädern über die Hautporen aufgenommen. Von dort aus schicken die Nervenenden die heilenden Impulse an Lymphe, Muskeln, Blut und Nervensystem und dann weiter an die Hypophyse. Dieses Steuerzentrum im Hirn gibt dann den Drüsen im Körper den Befehl, entsprechende Substanzen auszuschütten. So läßt sich der therapeutische Wert dieser Öle beim Abbau von Streß und bei der Verbesserung des Wohlbefindens erklären.

Inhalieren – der schnellste Weg

Kurz erklärt

Das limbische System liegt in der Mitte zwischen Hirnstamm und Großhirn. In ihm ist unter anderem das Riechzentrum angesiedelt; von ihm werden emotionelle Antriebe und das vegetative Nervensystem gesteuert. Störungen verursachen Angst und Aggressionen.

Beim Inhalieren wirken die ätherischen Öle übrigens noch schneller. Die Nervenenden im oberen Teil der Nase senden ihre Signale direkt an das limbische System im Gehirn, das als Sitz der Gefühle gilt.

Wem ist es nicht schon passiert, daß mit einem Duft sofort bestimmte gefühlsbetonte Erinnerungen auftauchen – verliebte Momente zum Beispiel oder das Gefühl kindlicher Vorfreude, wenn das ganze Haus vom Geruch der Weihnachtsbäckerei erfüllt war. Die Aromatherapie, der in diesem Buch sehr viele Tips und Rezepte entliehen sind, basiert genau auf diesen Wirkungsmechanismen.

Zu den Heilkräutern mit ätherischen Ölen gehören die Baldrianwurzel, Johanniskraut, Kalmus, Lavendelblüten, Lindenblüten, Melissenblätter, Petersilie, Pfefferminzblätter, Rosmarin, Salbeiblätter, Thymian, Wacholderbeeren und Wermut-

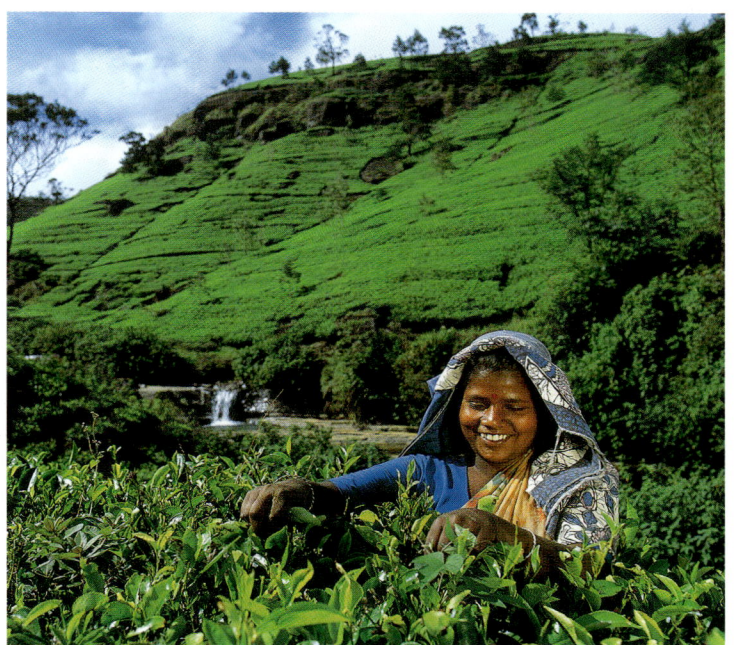

Mit Tee – hier ein Bild der Ernte auf Sri Lanka – können Sie täglich etwas für Ihre Gesundheit tun. Kein anderes Getränk des täglichen Bedarfs ist so gut für den Organismus!

kraut. Zusätzlich besitzen ätherische Öle auch antiseptische und antimikrobische Eigenschaften, die dem Körper helfen, mit Infektionen fertig zu werden. Manche sind darüber hinaus krampflösend (Kamille), andere stärkend (Fenchel, Majoran), wieder andere stimulieren Herz und Kreislauf (Ingwer, Rosmarin, Thymian).

Gerbsäuren

Gerbsäuren wirken in erster Linie adstringierend, zusammenziehend. Sie schützen vor Reizungen und lindern Entzündungen. Fichten-, Roßkastanien- und Eichenrinde, Zaubernuß und Waldlilie enthalten viele solcher Gerbsäuren.

Die Substanzen werden in Form von Kompressen auf Schnittverletzungen und Wunden aufgelegt, innerlich helfen sie gegen Durchfall, Katarrh und Entzündungen im Mundbereich und im Verdauungstrakt.

Kurz erklärt

Adstringierende Mittel bewirken durch eine Ausfällung von Eiweißen in den oberen Gewebeschichten eine Gewebeschrumpfung. Dadurch werden verletzte Blutgefäße geschlossen und Entzündungsherde verkleinert.

27

Bitterstoffe

Bitterstoffe werden in der Medizin in erster Linie für die Verdauungsorgane genutzt. Sie stimulieren die Bildung von Verdauungssäften und Enzymen in Magen und Darm und fördern den Gallenfluß aus der Leber. Appetitlosigkeit, Gastritis, Darmträgheit, Gallenblasen- und Leberbeschwerden sind klassische Anwendungsgebiete für bitterstoffhaltige Medikamente.

Der Grund, warum Pflanzen mit Bitterstoffen in diesem Buch häufig genannt werden, ist ihre zusätzliche Wirkung auf das Nervensystem. Manche Bitterstoffe helfen bei nervöser Erschöpfung und beim Wiederaufbau der Kräfte nach einer Grippe, andere stärken das Immunsystem oder entspannen strapazierte Nerven.

Bitterstoffhaltige Pflanzen sind beispielsweise Aloe, Echinacea, Echter Ziest, Isländisch Moos, Löwenzahn, Rosmarin, Salbei und Wermut. Da ihre Wirkung bereits an den Bitterstoffrezeptoren im Mund beginnt, sollte man sie schmecken können – wenn der Gaumen zunächst protestiert, ist man auf der richtigen Spur!

Pflanzenschleim

Pflanzenschleim ist eine süße, gelartige Substanz, die Wasser bindet und bei Wasseraufnahme zu einer zähen Flüssigkeit aufquillt. Er bildet eine Schutzschicht auf Schleimhaut und Haut.

Klassisches Beispiel ist der Leinsamen: Mit Wasser genommen quillt er im Darm auf. Zusätzlich zur nervenberuhigenden Wirkung entsteht ein abführender Dehnungsreiz. Geschroteter Leinsamen entfaltet seine Wirkung bereits im Magen – gegen Gastritis.

Kurz erklärt

Neben den erwähnten Steroidstrukturen bestehen die meisten Saponine hauptsächlich aus Traubenzucker. In der Medizin setzt man sie oft als schleimlösende und harntreibende Mittel ein.

Saponine

Saponine bilden, wenn man sie mit Wasser mischt, einen Schaum, weswegen sie mancherorts noch zur Seifenherstellung benutzt werden. Eine in diesem Buch häufig auftauchende Variante sind die Steroidsaponine, die in Struktur und Form menschlichen Hormonen ähneln. Diese Eigenschaft befähigt sie, die Hormontätigkeit im Körper zu regulieren und sich dem Organismus in besonderer Weise anzupassen, weswegen sie auch Adaptogene genannt werden,

Diese Substanzen wirken teils auf die Geschlechtshormone, teils auf die (streßabhängigen) Steroidhormone, was sie zu guten Streßlösern macht. Unter anderem enthalten folgende Pflanzen Saponine: Ginseng, Eleutherokokkuswurzel (Taigawurzel), Goldrutenkraut, Primelwurzel und -blüten und die Roßkastanie.

Antrachinone

Antrachinone stimulieren in erster Linie die Muskelkontraktionen des Dickdarms. Klassische Abführmittel enthalten solche Wirkstoffe, unter ihnen Faulbaumrinde, Sennesblätter und Rhabarberwurzel.

Anthrachinonhaltige Pflanzen sollte man nur kurzzeitig verwenden – bei Darmträgheit nach Bettlägerigkeit etwa oder nach Kostumstellung. Bei Dauergebrauch droht Gewöhnung. Leinsamen sind eine viel sinnvollere Alternative!

Flavonoide

Flavonoide sind für die gelbe oder orange Färbung von Schlüsselblumen, Orangen, Zitronen und Karotten verantwortlich. Manche haben eine harntreibende Wirkung (in Petersilie), andere eine krampflösende (Süßholz).

Viele Vitamin-C-reiche Pflanzen wie Zitrusfrüchte, Hagebutten oder Schwarze Johannisbeeren enthalten Flavonoide. Diese Stoffe kräftigen und heilen die Wände der Blutgefäße, sind also gut bei Neigung zu blauen Flecken, Kapillarschwäche und Bluthochdruck.

Alkaloide

Alkaloide gehören zu den am stärksten wirksamen und gefährlichsten Pflanzenwirkstoffen. Sie können schon in niedrigen Dosen giftig sein. Man findet sie in Kräutern, die nur von Heilpraktikern und Ärzten in bestimmten Dosen verabreicht werden dürfen. Früher waren alkaloidhaltige Pflanzen ein Hauptbestandteil der Hexenküche, weil manche von ihnen auch bewußtseinsverändernde Zustände hervorrufen können. Typi-

Gesund durch Rotwein

Das tägliche Glas Rotwein, das die Mittelmeeranwohner gesund erhält, verdankt seine heilsame Wirkung den in der roten Traube enthaltenen Flavonoiden. Das hat die medizinische Forschung in den letzten Jahren festgestellt.

sche Beispiele sind das Morphin des Schlafmohns, das Strychnin aus der Brechnuß, das Digitalis aus dem Fingerhut, das Nikotin im Tabak, das Atropin in der Tollkirsche.

Es gibt aber auch alkaloidhaltige Pflanzen, die nicht giftig sind – zum Beispiel Goldrute, Heidelbeere und Herzgespann. Diese Pflanzen werden hier teilweise erwähnt.

Wie stark sind Heilpflanzen?

Breites Spektrum

Kräuter für die Selbstbehandlung
Einige Heilkräuter haben sehr starke Wirkungen. Solche Kräuter dürfen nicht zur Selbstbehandlung verwendet werden, für sie ist allein der Arzt oder Heilpraktiker zuständig. Alle in diesem Buch besprochenen Kräuter können Sie jedoch selbst einsetzen.

Auch unter den Heilpflanzen für die Seele gibt es stark wirksame (Forte-Phytotherapeutika) und mildere Kräuter (Mite-Phytotherapeutika). Dazwischen liegt das große Gebiet der Übergänge, also der vielen Arzneipflanzen, die eine Mittelstellung zwischen mild und stark einnehmen (Intermediär-Phytotherapeutika). Konkret ordnet man zum Beispiel Baldrian und Melisse den mild wirksamen Arzneipflanzen zu. Ein klassisches Kraut aus dem mittleren Bereich ist das Johanniskraut, während Schlafmohn oder der Fingerhut zu den starken (forte) Mitteln zählen.

In diesem Buch finden Sie ausschließlich Pflanzenrezepte und Pflanzenmittel aus dem milden und mittleren Wirkspektrum, die sich zur Selbstbehandlung eignen. Wenn Sie sich an die Dosierungsvorschriften halten, sind praktisch keine Nebenwirkungen zu erwarten. Beachten Sie aber bitte immer die Warnhinweise!

Auch milde Pflanzen wirken

Hier kommen wir zu einem weitverbreiteten Irrtum, mit dem einmal aufgeräumt werden muß: Daß nämlich nur Heilmittel mit einer starken, sofort einsetzenden Wirkung etwas helfen. Gerade die milden unter den nervenstimulierenden Kräutern wirken sehr subtil – so subtil, daß man manchmal glaubt, nichts zu spüren. Tatsächlich aber dringt die feinstoffliche Energie der Pflanzen sehr tief in seelische Bereiche vor. Achten Sie einmal darauf.

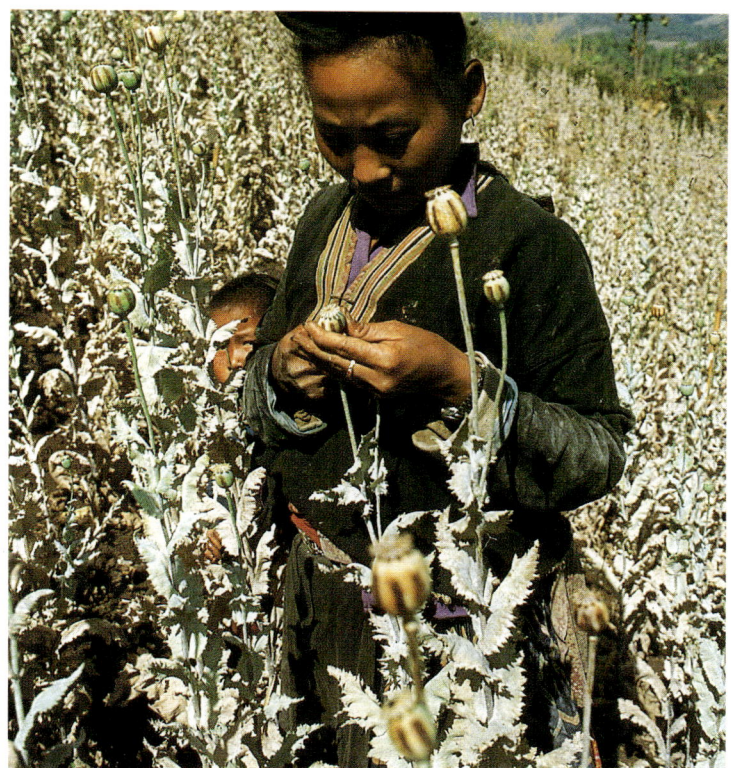

Die erste Produktionsstufe von Morphium: Aus der Mohnkapsel wird Opium gewonnen. Ein Beispiel dafür, welche Kraft in Pflanzen stecken kann.

Psychologische Wirkungen

Es kann Ihnen durchaus passieren, daß Ihnen während Ihrer Heilteekur längst verdrängte Erlebnisse wieder einfallen oder daß Emotionen aus der Kindheit lebendig werden, die Ihnen plötzlich sehr wertvolle Aufschlüsse über Ihren seelischen Zustand geben. Vielleicht sind Sie jetzt erst in der Lage, bestimmte Dinge richtig einzuordnen und zu verarbeiten, weil Sie die Zusammenhänge besser verstehen.

In diesem Sinne können Heilpflanzen für die Seele ähnliche Erkenntnisprozesse auslösen wie die Psychotherapie. Häufig unterstützen die Teekuren, Fertigpräparate oder eine Aromatherapie auch die Bewußtseinsarbeit anderer ganzheitlicher Therapien.

Heilpflanzen und ihre Wirkung auf einen Blick

Da manche Heilkräuter sehr viele Anwendungsgebiete haben, werden sie an mehreren Stellen erwähnt.

Kräuter für starke Nerven

Echter Ziest
WIRKUNG: Stärkt, entspannt und beruhigt den Kreislauf, geeignet bei nervöser Schwäche, Angst und Erschöpfung
WARNUNG: Hohe Dosen können zu Erbrechen führen. Bei Schwangerschaft hohe Dosen meiden

Eisenkraut
WIRKUNG: Entspannendes Nervenmittel mit stärkender Wirkung auf die Leber
WARNUNG: Bei Schwangerschaft meiden

Hafer
WIRKUNG: Antidepressivum, stärkendes Nerventonikum
WARNUNG: Bei Glutenempfindlichkeit nicht nehmen

Rosmarin
WIRKUNG: Allgemeines Nerven- und Kreislauftonikum, hilfreich bei raschem Ermüden, besonders für ältere Menschen
WARNUNG: Keine

Salbei
WIRKUNG: Macht innerlich stark und ausdauernd, führt Energie zu
WARNUNG: Nicht zuviel Tee trinken

Kräuter zur Entspannung und Beruhigung

Baldrian
WIRKUNG: Beruhigt die Nerven, fördert den Schlaf
WARNUNG: Kann bei Dauergebrauch zu Gewöhnung führen

Helmkraut
WIRKUNG: Entspannt und stärkt das Zentralnervensystem, beruhigend, entkrampfend
WARNUNG: Keine

Tip
Kräuter, die auch in der Küche nutzbar sind – Rosmarin, Salbei, Melisse usw. –, sind relativ anspruchslos. Sie können ohne großes gärtnerisches Geschick im Blumenkasten vorm Küchenfenster gezogen werden.

Herzgespann

WIRKUNG: Erweitert die Blutgefäße im Hirn, lindert »heiße Migräne«, wirkt entspannend bei Herzklopfen und unregelmäßigem Herzschlag

WARNUNG: Nicht während der Schwangerschaft und nicht während der Einnahme von Blutgerinnungsmitteln nehmen

Hopfen

WIRKUNG: Appetitfördernd, ausgleichend, hypnotisch, beruhigt bei übermäßiger Erregung

WARNUNG: Bei Depressionen meiden, die angegebene Dosis nicht überschreiten

Johanniskraut

WIRKUNG: Antidepressiv, heilt und stärkt das Nervensystem, wirkt stimmungsaufhellend und angstlösend

WARNUNG: Kann in der Sonne zu Hautentzündungen und vorschnellem Sonnenbrand führen

Kava-Kava

WIRKUNG: Angstlösend, entspannend, beruhigend

WARNUNG: Dosierung beachten, kann Gelbfärbung der Haut bewirken

Lavendel

WIRKUNG: Energiezuführend und gleichzeitig beruhigend, gut bei Herzneurose, für vom Leben enttäuschte Menschen

WARNUNG: Keine

Lindenblüte

WIRKUNG: Verringert nervöse Anspannung und beugt Arteriosklerose vor

WARNUNG: Nicht zum Dauergebrauch geeignet

Passionsblume

WIRKUNG: Ausgleichend, hypnotisch, beruhigt die Nerven, fördert den Schlaf

WARNUNG: Regelmäßige Einnahme hoher Dosen kann zur Gewöhnung führen, bei Schwangerschaft hohe Dosen meiden

Zitronenmelisse

WIRKUNG: Antidepressivum, stärkt schwache Nerven

WARNUNG: Keine

Kräuter für das Immunsystem

Eleutherokokkus

(Taigawurzel)

WIRKUNG: Kräftigung, Leistungssteigerung, Aktivierung der Abwehrkräfte

WARNUNG: Keine

Schweißtreibende Linde

Lindenblütentee kommt häufig bei Erkältungen zum Einsatz. Er wirkt schweißtreibend und krampflösend.

Ginseng
WIRKUNG: Energiemittel, fördert die arterielle Durchblutung, stärkt das Abwehrsystem, aktiviert die Aufbaukräfte
WARNUNG: Nicht bei Bluthochdruck einnehmen

Ingwer als Gewürz
Nutzen Sie frischen Ingwer öfter in der Küche. Die Knolle hält sich wochenlang im Tiefkühlfach, bei Bedarf schneiden Sie mit einem scharfen Messer dünne Scheiben ab, ohne sie erst aufzutauen.

Ingwer
WIRKUNG: Regt den Kreislauf an, steigert Energie und Vitalität, hebt die Körperwärme
WARNUNG: Keine

Johanniskraut
WIRKUNG: Immunstärkend, unabhängig von der psychischen Wirkung
WARNUNG: Kann in der Sonne schnell zu Sonnenbrand und zu Hautreizungen führen

Knoblauch
WIRKUNG: Mikrobizid, pilztötend, für eine Vielzahl von Infektionskrankheiten geeignet, krebsverhindernd
WARNUNG: Während Schwangerschaft und Stillzeit nur geringe Mengen einnehmen, therapeutische Dosen meiden

Myrrhe
WIRKUNG: Stimuliert das Immunsystem, wirkt gegen stark resistente Keime

WARNUNG: Bei Schwangerschaft nicht innerlich anwenden

Sonnenhut
WIRKUNG: Antibakteriell, Antiviral, stärkt die Abwehr
WARNUNG: Hohe Dosen können Schwindel und Übelkeit verursachen

Kräuter für die Durchblutung

Chili
WIRKUNG: Wärmend, schweißtreibend, stark kreislaufanregend
WARNUNG: Die angegebene Dosis nicht überschreiten, vor allem für Schwangere keine hohen Dosen

Ginkgo
WIRKUNG: Entspannt die Blutgefäße und verbessert bei zerebralen Durchblutungsstörungen den Blutfluß, hilft bei gelegentlich auftretendem Hinken
WARNUNG: Keine

Ingwer
WIRKUNG: Stark kreislaufanregend, wärmend, entspannt die Blutgefäße
WARNUNG: Keine

Knoblauch

WIRKUNG: Senkt den Cholesterinspiegel im Blut, senkt die Gefahr von Herzanfällen und Arteriosklerose
WARNUNG: Bei Schwangerschaft therapeutische Dosen meiden

Weißdorn

WIRKUNG: Verbessert die Durchblutung, stärkt den Herzmuskel, trägt zur Stabilisierung des Blutdrucks bei
WARNUNG: Keine, wenn normal eingenommen

Kräuter für die Libido

Ashwaganda

WIRKUNG: Stärkt die Manneskraft, Aphrodisiakum aus dem Ayurveda für den Mann
WARNUNG: Keine, wenn normal eingenommen

Chili

WIRKUNG: Stimuliert die Ausschüttung von Endorphinen (opiatähnlichen Substanzen im Gehirn), vermittelt Optimismus
WARNUNG: Keine Überdosierung, in der Schwangerschaft keine hohen Dosen

Ingwer

WIRKUNG: Stärkt Energie und Vitalität, hebt die Stimmung, heilt und kräftigt das Nervensystem
WARNUNG: Keine

Knoblauch

WIRKUNG: Belebt, verleiht Energie und Vitalität, seine Wirkung als Antioxidationsmittel verlangsamt den Alterungsprozeß
WARNUNG: Bei Schwangerschaft therapeutische Dosen meiden

Myrrhe

WIRKUNG: Stimuliert das Immunsystem, stärkt das weibliche Fortpflanzungssystem, löst unterdrückte Gefühle
WARNUNG: Keine innerliche Anwendung bei Schwangerschaft

Nelke

WIRKUNG: Tonisiert das Nervensystem, bessert das Wohlbefinden, energetisiert
WARNUNG: Kann Allergien verursachen

Petersilie

WIRKUNG: Fördert Durchblutung und Energie, durch hohen Vitamin-C-Gehalt sehr tonisierend, aphrodisierend
WARNUNG: Keine

Tip

Die gesundheitsfördernde Wirkung des Knoblauchs schätzt jeder, den Geruch kaum jemand. Je länger er kocht, desto weniger riecht er – also gleich am Anfang damit in den Kochtopf und nicht erst zum Schluß.

Pfefferminze
WIRKUNG: Psychische Wirkung auf die Manneskraft
WARNUNG: Keine

Rose
WIRKUNG: Stärkt die weiblichen Organe, fördert das sexuelle Verlangen, hilft bei Unfruchtbarkeit, behebt bei Männern mangelnde Lust. Als Duft gegen gefühlsmäßige sexuelle Probleme
WARNUNG: Keine

Rosmarin
WIRKUNG: Tonikum mit verjüngender, anregender Wirkung, verlangsamt als Antioxidationsmittel den Alterungsprozeß
WARNUNG: Nicht bei Bluthochdruck verwenden, nicht abends anwenden

Shatavari
WIRKUNG: Energiebringendes Aphrodisiakum aus dem Ayurveda für Frauen
WARNUNG: Keine

Zimt
WIRKUNG: Fördert die Durchblutung, erhöht Energie und Vitalität, Aphrodisiakum für Männer und Frauen, da es gegen Frigidität und Impotenz wirkt

WARNUNG: Kann in Einzelfällen Allergien auslösen

Kräuter für mehr Energie

Ashwaganda
WIRKUNG: Energiemittel und Aphrodisiakum für den Mann, Tonikum und Stimulanz aus dem Ayurveda
WARNUNG: Keine

Ginseng
WIRKUNG: Allgemein kräftigend, anregend, steigert die Widerstandsfähigkeit des Organismus bei Streß, gegen nervöse Erschöpfung
WARNUNG: Nicht anwenden bei hohem Blutdruck

Isländisch Moos
WIRKUNG: Stärkungsmittel bei Erschöpfungszuständen, appetitanregend
WARNUNG: Keine

Kardamon
WIRKUNG: Harmonisiert Körper, Geist und Seele
WARNUNG: Keine

Nelke
WIRKUNG: Bringt Energie, bessert das Wohlbefinden
WARNUNG: Kann Allergien auslösen

Minze aufs Dessert
Frische Pfefferminzblätter eignen sich hervorragend als würzende Garnitur auf fast jedem Dessert. Auch auf dem Obstkuchen machen sich die erfrischenden Blättchen gut.

Salbei
WIRKUNG: Energiebringer, Universalheilmittel bei vielen Beschwerden von Leib und Seele
WARNUNG: Keine Riesenmengen trinken

Shatavari
WIRKUNG: Weibliches Energiemittel, Tonikum und Aphrodisiakum aus dem Ayurveda
WARNUNG: Keine

Kräuter gegen Depression

Boretsch
WIRKUNG: Lindert Depression, stärkt die Nebennierenrinde
WARNUNG: Keine

Eisenkraut
WIRKUNG: Beruhigend, krampflösend, stärkt das Nervensystem
WARNUNG: Während der Schwangerschaft therapeutisch wirksame Dosen vermeiden

Hafer
WIRKUNG: Antidepressivum und Nervenstärker
WARNUNG: Nicht bei Glutenempfindlichkeit nehmen

Helmkraut
WIRKUNG: Entspannt und stärkt das Zentralnervensystem, beruhigt, entkrampft
WARNUNG: Keine

Johanniskraut
WIRKUNG: Heilt und stärkt das Nervensystem, stimmungsaufhellend, antidepressiv
WARNUNG: Macht lichtempfindlich (Sonnenbrand!)

Lavendel
WIRKUNG: Beruhigend, schmerzstillend, krampflösend, gegen Altersdepression
WARNUNG: Bei Schwangerschaft hohe Dosen meiden

Lindenblüten
WIRKUNG: Gegen nervöse Spannung, beugt Arteriosklerose vor
WARNUNG: Keine

Melisse
WIRKUNG: Gegen Depressionen und schwache Nerven, beruhigt und entspannt
WARNUNG: Keine

Ringelblume
WIRKUNG: Gegen Grübeln, bei Altersdepression
WARNUNG: Nicht anwenden bei festgestellter Allergie gegen Korbblütler

Tip
Wenn Sie einen Garten haben: Die Ringelblume schützt durch ihren herben Geruch die umliegenden Gewächse vor vielen Schädlingen.

Die wichtigsten Kräuter von A bis Z

Ihre individuelle Heilpflanze

In diesem Kapitel lernen Sie Heilpflanzen für die Seele im einzelnen kennen. Vielleicht fällt Ihnen beim Durchblättern auf, daß viele Kräuter ähnliche Anwendungsbereiche haben. Helmkraut kann ebenso für nervöse Beschwerden verwendet werden wie etwa Melisse, und Lavendel wirkt ähnlich belebend und stimulierend wie etwa Rosmarin.

Nach außen hin mag das sein wenig verwirrend erscheinend. Doch es gibt enorme Unterschiede zwischen den einzelnen Kräutern – ebenso wie es enorme Unterschiede zwischen einzelnen Erkrankungen bei ganz ähnlichen Symptomen gibt. Auch wenn zwei Menschen die gleichen Beschwerden haben, so können doch verschiedene Ursachen dahinterstecken. Es kommt immer auf den zugrundeliegenden Seelenzustand an.

Unterschiedliche Auslöser – unterschiedliche Therapie

So kann bei dem einen der Kopfschmerz von Muskelverspannungen und Streß herrühren, beim anderen ist es die Folge einer geschwächten Leber. Manche sind nervös aufgrund psychischer Überbelastung, andere weil sie nachts schlecht schlafen. Mit anderen Worten: Es muß immer erst erforscht werden, was die Ursachen für Ihre Beschwerden sind. So eine Ursachenforschung kann ein Heilpraktiker leisten, ein naturheilkundlicher Arzt, ein Apotheker, der sich mit Phytotherapie auskennt – oder, als unmittelbar Betroffener, auch Sie selbst!

Erst wenn Sie die genauen Auslöser Ihrer Beschwerden kennen, sind Sie in der Lage zu sagen, welches Kraut beziehungsweise welche Kräuterkombination auf Sie zugeschnitten ist. Erst eine genaue Ursachenforschung garantiert, daß eine Heilmethode auch Erfolg hat – und diese Regel gilt nicht nur in der Kräutertherapie!

Ursachenforschung
Wenn Sie nicht sicher sind, woher Ihre Beschwerden kommen, nehmen Sie sich die Zeit, und beobachten Sie sich. Notieren Sie sich eventuell, wann Schmerzen auftreten, was vorher passiert ist, was Sie erlebt haben, wie das Wetter war etc.

Unterschiedliche Zugänge

Sie haben nun zwei Möglichkeiten, sich eine für Sie geeignete Heilpflanze auszusuchen. Die erste ist, auf den folgenden Seiten nachzuschauen und sich zu überlegen, welche Pflanze wohl Ihrer Persönlichkeit und Ihren Bedürfnissen nach Heilung am ehesten entspricht. Lassen Sie dabei ruhig auch die Abbildungen auf sich wirken – manche Menschen finden eher auf eine intuitiv-bildbezogene Weise Zugang, andere benutzen ihren Intellekt.

Wenn Sie beim Lesen der Kräuterportraits nicht sicher sind, welches »Ihr« Heilkraut sein könnte, gehen Sie den umgekehrten Weg und schauen im Kapitel »Seelische Ursachen von A bis Z« nach. Dort finden Sie Aufschluß über die möglichen Ursachen seelischer Probleme und eine Liste aller dafür in Frage kommenden Kräuter. Viele dieser Pflanzen wiederum werden auf den Seiten 32 bis 37 porträtiert; versuchen Sie hier Ihren Zugang zu vertiefen.

Mehrdimensionale Wirkungen

Bei den Kräuterbeschreibungen ist häufig von mehreren Ebenen die Rede. Von Alters her ist bekannt, daß Pflanzen in mehreren Dimensionen wirken, sozusagen auf allen Ebenen der Persönlichkeit. Jeder Eingriff in unseren Körper hat unterschiedliche Folgen – negatives Beispiel dafür sind die oft gefährlichen Nebenwirkungen vieler Medikamente.

Auch Heilpflanzen setzen an mehreren Punkten an. Selbst wenn man sich keiner Beeinflussung seines emotionalen oder feinstofflichen Körpers bewußt ist, finden die Veränderungen trotzdem statt. Pflanzen sind nun mal in der Lage, den Menschen zu transformieren – ganz offenkundig oder ganz subtil im Verborgenen. Diese Voraussetzung ist hier berücksichtigt.

Glauben Sie also nicht, sie könnten Kopfschmerzen einfach abschalten, ohne irgendeine Wirkung auf Ihre Psyche bzw. Ihren ganzheitlich-persönlichen Zusammenhang zu nehmen. Ein Heilerfolg setzt einen genauso komplexen Wirkungszusammenhang voraus, wie die Krankheit eine komplexe Ursache hat.

Intuitiver Zugang
Kann sein, daß Sie beim Durchlesen der Beschreibungen und beim Betrachten der Kräuterabbildungen spontan einen Zugang zu einer Pflanze finden, daß Sie sofort spüren: »Die Pflanze paßt zu mir!« Nehmen Sie solche Gefühle ernst, sie können unter Umständen sehr wichtig sein.

Baldrian

- Wissenschaftlicher Name: Valeriana officinalis
- Auch bekannt als: Dreifuß, Katzenkraut, Mondwurzel, Stinkwurz, Waldspeik
- Verwendete Pflanzenteile: Wurzel
- Hauptinhaltsstoffe: Valepotriate, ätherisches Öl, Alkaloide
- Wirkung: Beruhigend, entkrampfend, einschlaffördernd, blutdrucksenkend. Hilft bei nervöser Unruhe und innerer Spannung, vor allem bei Schlafstörungen und als Magenmittel, wenn die Angst auf den Magen schlägt.

Beruhigungsmittel aus dem Garten

Dieses wichtige Nervenmittel fehlt seit dem vierten Jahrhundert vor Christus in keinem Kräuterbuch von Rang und Namen. Baldrian hat einen typischen, ziemlich unangenehmen Geruch, weswegen die Pflanze von dem griechischen Arzt Galen den bezeichnenden Namen »Phu« bekam.

Relativ neu entdeckte Baldriansubstanzen sind die Valepotriate. Sie beruhigen, ohne müde zu machen, und steigern gleichzeitig das Konzentrationsvermögen. Im Handel gibt es wahlweise Präparate mit Valepotriaten für den Tag und welche ohne – für die Nacht.

- Valepotriathaltige Baldriantabletten eignen sich zum Beispiel für Streßsituationen oder vor Prüfungen.
- Zu den valepotriatfreien Mitteln gehören der Baldriantee und die Baldriantinktur.

Rezepte

- Tee: 2 Teelöffel Baldrianwurzel auf 1 Tasse heißes Wasser.
- Tinktur: 1 Teelöffel auf ein halbes Glas Wasser. Achtung: Unterdosierung führt bei Baldriantinktur zum gegenteiligen Effekt: Wenn Sie nur 1 oder 2 Tropfen nehmen, werden Sie hellwach! Natürlich können Sie diese Wirkung auch nutzen, wenn Sie sich erfrischen wollen.

Weitere Anwendungsformen lesen Sie unter dem Stichwort »Schlafstörungen« in Kapitel »Seelische Leiden von A bis Z« auf Seite 85ff.

Warnung

Baldrian sollte man nicht länger als zwei bis drei Wochen ununterbrochen einnehmen. Ständiger Gebrauch oder hohe Dosen können zu Kopfschmerzen oder starkem Herzklopfen führen.

Baldrian verstärkt die Wirkung chemischer Schlafmittel und sollte bei Einnahme solcher Präparate nicht genommen werden.

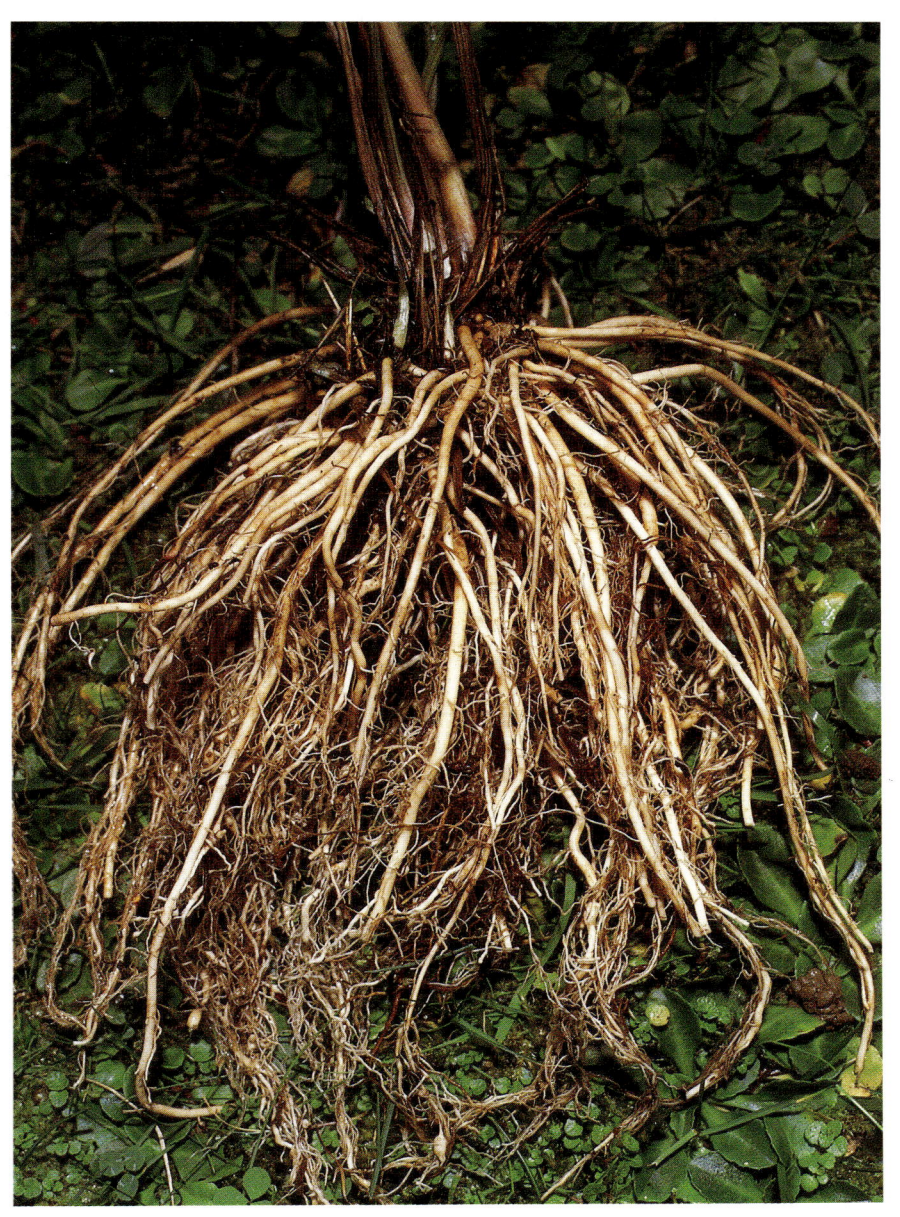

Eisenkraut

- Wissenschaftlicher Name: Verbena officinalis
- Auch bekannt als: Vervaine (Bach-Blüte)
- Verwendete Pflanzenteile: Sproßteile
- Hauptinhaltsstoffe: Ätherische Öle wie Citral, Glykoside (Verbenin), Alkaloide, Bitterstoffe, Gerbsäure
- Wirkung: Beruhigendes Tonikum, schweißtreibend, sedierendes Nervenmittel, entkrampfend, stärkt die Leber, abführend, fördert den Gallenfluß, adstringierend, stimuliert den Uterus.

Bitteres Nerventonikum

Anwendung
Als Nervenkraut sollte es aber mindestens vier Wochen angewendet werden, um Resultate zu erzielen.

In der wissenschaftlich orientierten Phytotherapie findet Eisenkraut heute kaum Beachtung. Trotzdem hat es bei vielen Heilpraktikern noch einen Platz als wirkungsvolles Nerventonikum, etwa gegen Angst und Depressionen, gegen streßbedingte Erschöpfung und Streßkopfschmerzen. Gut geeignet ist es für alle, die Tranquilizer und andere chemische Psychopharmaka absetzen wollen, weil es die natürlich Anpassungsfähigkeit der Nerven fördert und Streß mildert.

Wegen seiner Bitterstoffe kommt Eisenkraut auch als Mittel gegen psychische Probleme in Frage, die in Zusammenhang mit Leberträgheit stehen – etwa Lethargie oder Reizbarkeit.

Warnung
Nicht während der Schwangerschaft einnehmen.

Tee: Als Beimischung findet sich Eisenkraut häufig in Teemischungen gegen Schlaflosigkeit und Depression, zum Beispiel in Kombination mit Hafer.

Rezepte

Weitere Informationen
Siehe Kapitel »Heilen mit Bach-Blüten«, Seite 136ff.

- Tinktur: Wird bei nervöser Erschöpfung und Depression und sogar bei schwerem psychischem Schock (wie Todesfall oder Unfall) empfohlen: mehrmals am Tag 5 Tropfen.
- Rezept für fiebersenkenden Tee: Poleiminze und Himbeerblätter aufbrühen und pro Tasse 1 Teelöffel getrocknetes Eisenkraut hinzufügen. Jede halbe Stunde 1 Tasse.
- Rezept für einen Liebestrank: 20 Gramm Echter Alant, 20 Gramm Eisenkraut und 20 Gramm Mistel zu Pulver zerstoßen und eine Prise davon ins Getränk geben.

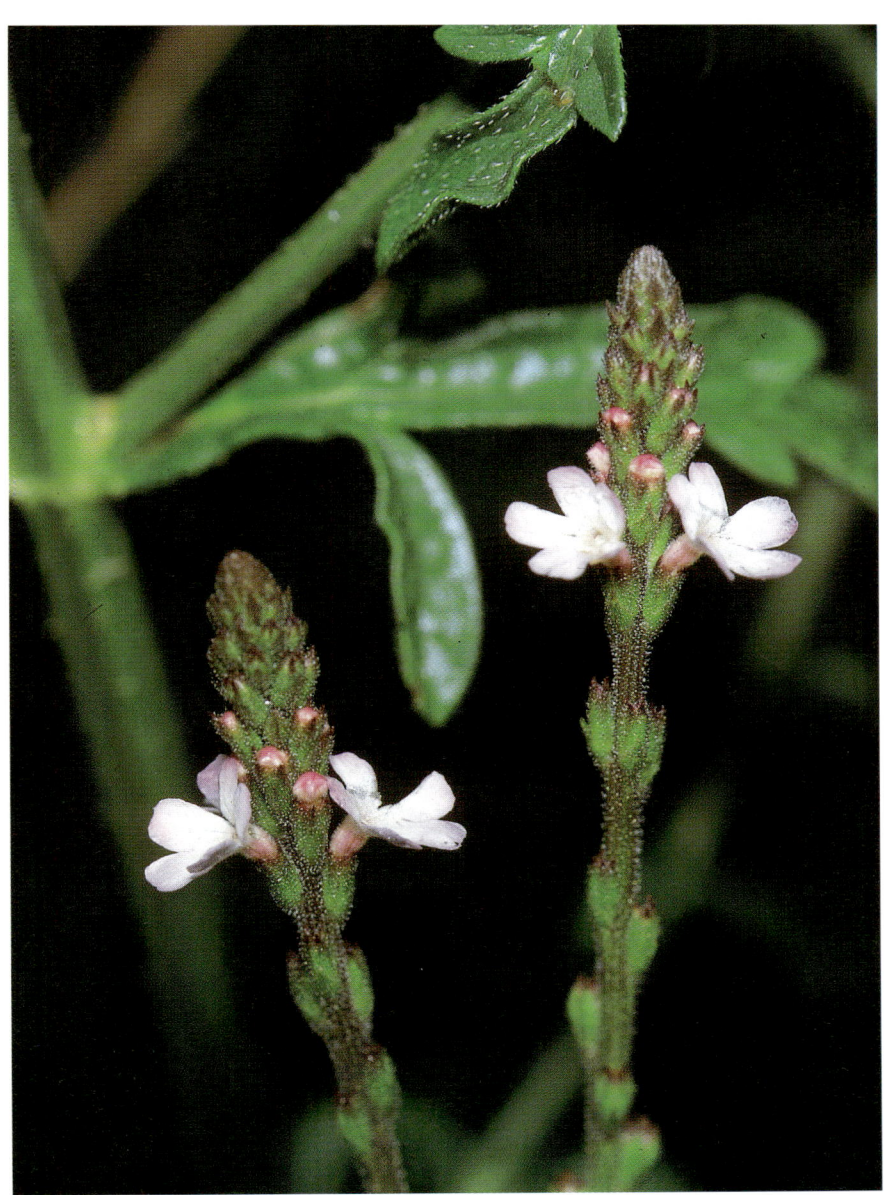

Ginkgo

- Wissenschaftlicher Name: Ginkgo biloba
- Auch bekannt als: Fächerbaum, Ginkgobaum
- Verwendete Pflanzenteile: Blätter, Samen
- Hauptinhaltsstoffe der Blätter: Flavonglykoside (einschließlich Ginkgolid), Quercetin, Laktone, Terpene, Sitosterin
- Hauptinhaltsstoffe der Samen: Bioflavone, Mineralien, Fettsäuren
- Wirkung der Blätter: Anregendes Nervenmittel, adstringierend, schweißtreibend
- Wirkung der Samen: Adstringierend, pilztötend, schweißtreibend. Sie werden in der chinesischen Medizin bei Asthma und Husten eingesetzt.

Langlebiges Gewächs

Auch eine Zierpflanze

Der Ginkgobaum mit seinen charakteristischen, zweispaltigen Blättern ist nicht nur als Heilpflanze berühmt, sondern weltweit als Parkbaum bekannt.

Ginkgo ist die älteste lebende Baumart: Sie soll 200 Millionen Jahre überdauert haben. Der aus dem fernen Osten kommende Zierbaum wird bis zu 1000 Jahre alt, und es sieht so aus, als könnte er diese Langlebigkeit an den Menschen weitergeben.

Bei uns ist Ginkgo eine ziemliche Neuentdeckung. Die Blätter werden erst seit den achtziger Jahren in der Kräuterheilkunde eingesetzt, als ihre durchblutungsfördernde Wirkung bekannt wurde. Inzwischen haben sie sich bei allen Beschwerden bewährt, die auf eine schlechte Sauerstoffversorgung des Gehirns zurückzuführen sind.

Natürlicher Schutz vor Krebs

Ginkgoblätter entspannen die Blutgefäße und verbessern den Blutfluß in den Arterien. Sie lindern Konzentrationsstörungen, Schwindel, Ohrensausen, Kopfschmerz und Depression, bessern die Stimmung und stärken das Kurzzeitgedächtnis. Als Antioxidationsmittel binden sie sogar die gefährlichen, krebserzeugenden freien Radikale.

Weitere Informationen über diesen Wirkstoff finden Sie im Kapitel »Seelische Leiden von A bis Z« unter »Konzentrationsstörungen«.

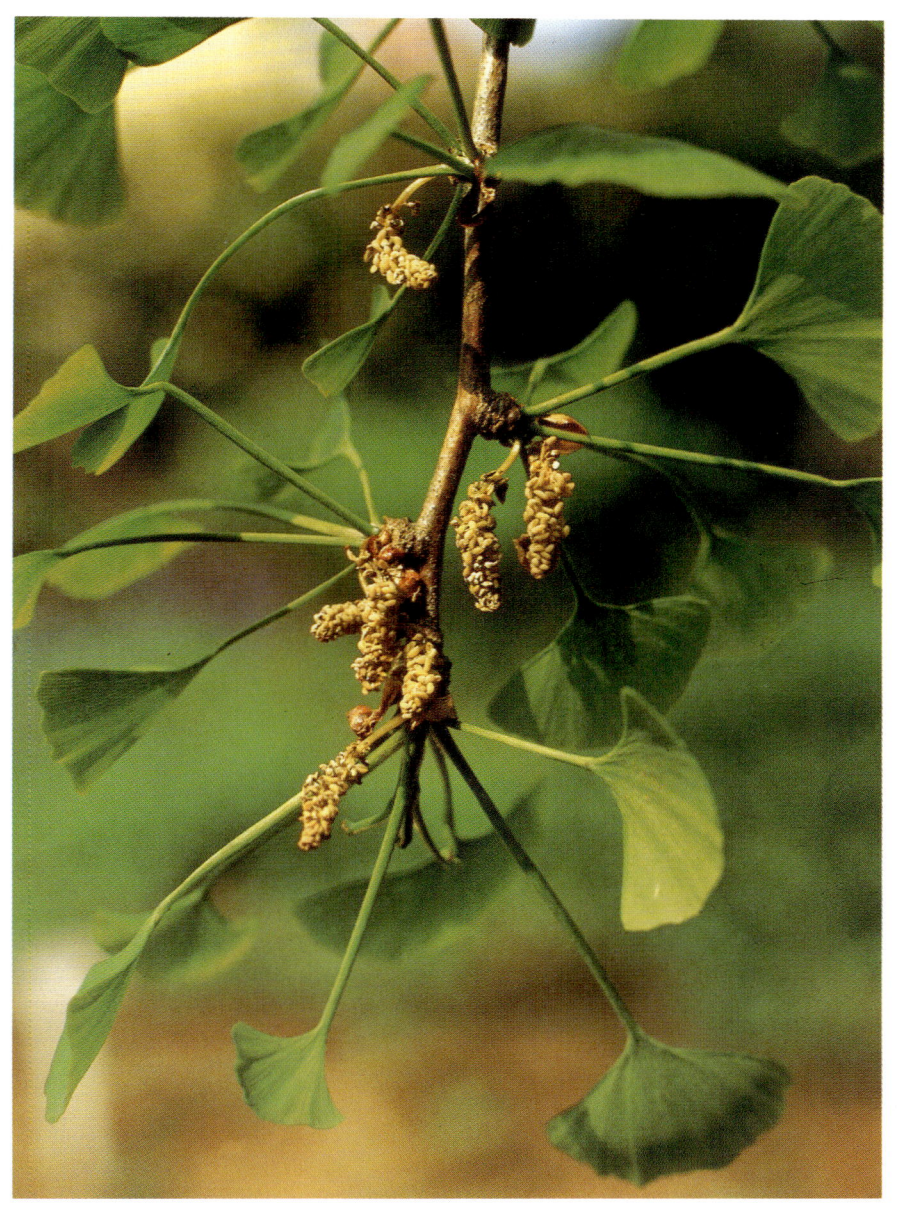

Ginseng

- Wissenschaftlicher Name: Panax-ginseng
- Auch bekannt als: Asiatischer Ginseng, Korea Ginseng
- Verwendete Pflanzenteile: Die Wurzel, die frühestens nach sieben Jahren geerntet werden kann
- Hauptinhaltsstoffe: Verschiedene Ginsenoside (Saponine), Steroidglykoside, ätherisches Öl, Vitamin D
- Wirkung: Kräftigend und anregend, senkt den Blutzucker- und Cholesterinspiegel, stimuliert das Immunsystem.

Für Immunsystem ...

Ginseng gehört zu den wissenschaftlich sehr gründlich untersuchten, absolut anerkannten Naturheilmitteln. Einige Ginseoside zählen zu den »Adaptogenen«: Sie steigern die Widerstandsfähigkeit des Organismus nur, wenn sie tatsächlich geschwächt ist – zum Beispiel bei Streß und Krankheit. Auch bei den anderen Ginseosiden tritt je nach Gesundheitszustand genau die Wirkung in den Vordergrund, die benötigt wird.

Naturheilärzte verschreiben das Tonikum gerne als Aufbaumittel nach einer Krankheit und bei nachlassender Leistungs- und Konzentrationsfähigkeit. Auch bei niedrigem Blutdruck, bei Schwächegefühl und Antriebslosigkeit hat es sich bewährt.

... und Libido

Wissenschaftlich umstritten ist die Wirkung der Wurzel auf die Potenz. Trotzdem taucht Ginseng bei allen aphrodisierenden Rezepten auf – auch in diesem Buch. Der Grund: Die Erfahrungsheilkunde weiß, daß die vitalisierende und anregende Kraft dieser Pflanze alle körperlichen und geistigen Prozesse erfaßt – eben auch die Libido. Die den menschlichen Sexualhormonen ähnlichen Steroide kommen vor allem in der teuersten – und besten – Ginsengart vor: dem Koreanischen oder Chinesischen Ginseng.

Wichtig beim Ginseng ist eine ausreichende Dosierung. Pro Tag sollte man mindestens 10 Milligramm Ginsenoide aufnehmen oder 1 bis 2 Gramm Gesamtextrakt.

Warnung

Während der Schwangerschaft und bei Bluthochdruck meiden. Wegen der anregenden Wirkung von Ginseng: Vorsicht mit Tee, Kaffee oder Cola. Wer Ginseng regelmäßig nimmt, sollte alle zwei Monate eine Pause einlegen.

Weitere Hinweise

Mehr über den Umgang mit Ginseng erfahren Sie im Kapitel »Seelische Leiden von A bis Z« unter »Libidoverlust«.

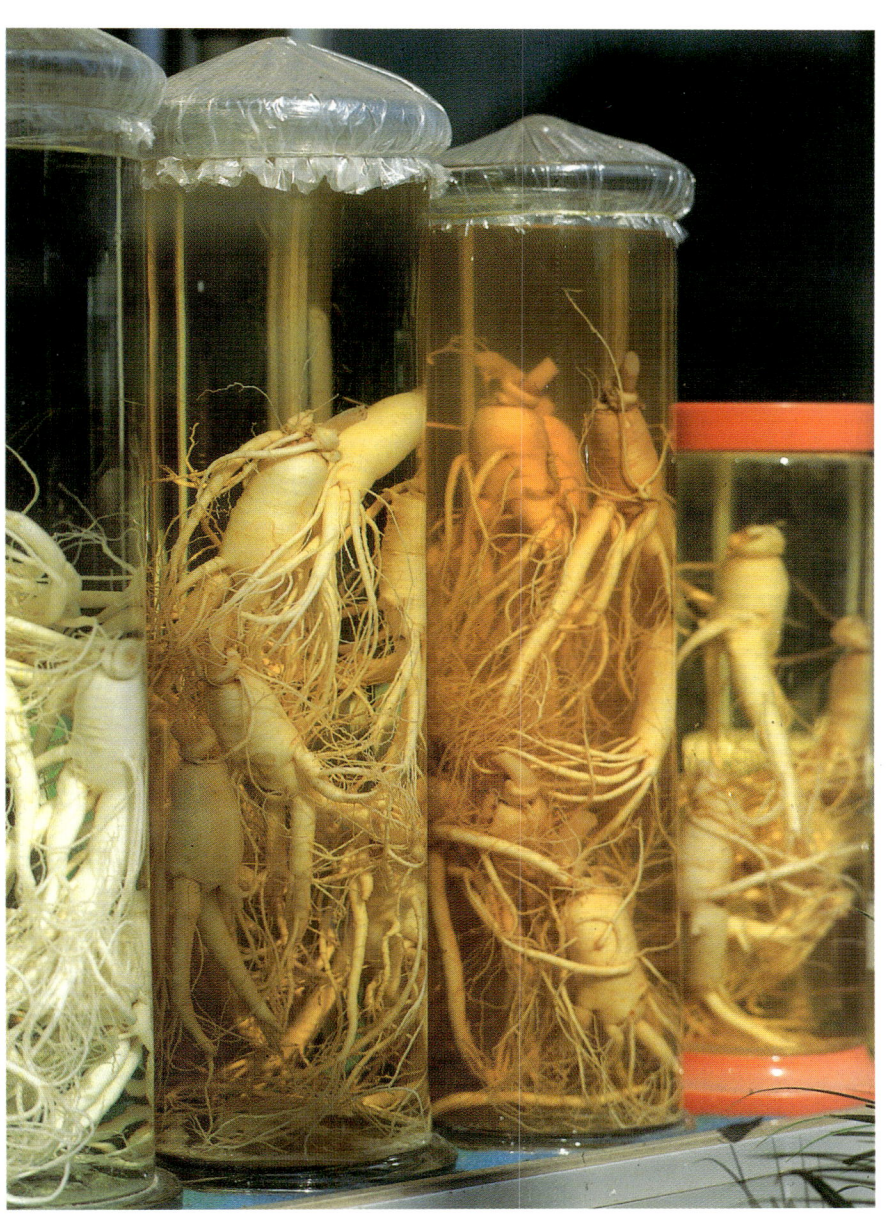

Hafer

- Wissenschaftlicher Name: Avena sativa
- Auch bekannt als: Haferstroh
- Verwendete Pflanzenteile: Die ganze Pflanze (Haferstroh) oder nur das Korn
- Hauptinhaltsstoffe: Saponine, Flavonoide, viele Mineralien, Alkaloide, Steroide, Carotin, Gluten, Proteine, Fett, Vitamine B1, B2, D und E
- Wirkung von Haferstroh: Antidepressiv, stärkendes Nerventonikum, schweißtreibend
- Wirkung des Korns: Antidepressiv, nervenstärkend, nährstoffreich, beruhigend, senkt den Cholesterinspiegel.

Gesunder Energiespender

Hafer ist nicht nur eines unserer gesündesten Grundnahrungsmittel, sondern auch ein Nervenmittel par excellence. Seine vielen Vitamine und Mineralien stärken Körper und Geist gleichermaßen, es gilt als Gute-Laune-Macher und vereint anregende und kräftigende Elemente mit entspannenden und schlaffördernden Eigenschaften. Nicht umsonst kennt der Volksmund das Sprichwort »Den sticht der Hafer«, wenn er übermütige, hochaktive Menschen bezeichnen will.

Auch bei Entzugserscheinungen

Warnung
Bei Glutenempfindlichkeit (Zöliakie) ist Hafer nicht geeignet.

Schon seit langem wird das Getreide als Nerventonikum bei Depression, Schwäche, Energiemangel und nervöser Erschöpfung eingesetzt. Beim Entzug von chemischen Tranquilizern, Antidepressiva und Zigaretten lindert es sogar die Entzugserscheinungen.

In der indischen Ayurveda-Medizin werden Abkochungen der Haferfrüchte für Opium-Entziehungskuren gebraucht. Wegen seiner leichten Verdaulichkeit ist das Haferkorn auch ein gutes Nahrungsmittel für Kranke und Genesende. Seine reizmildernde Wirkung hilft Menschen mit nervösem Reizmagen oder Reizdarm. Im Handel sind Flüssigextrakt, Tinktur oder Absud aus Haferstroh. Sie helfen bei Schlaflosigkeit, Angst und Depressionen.

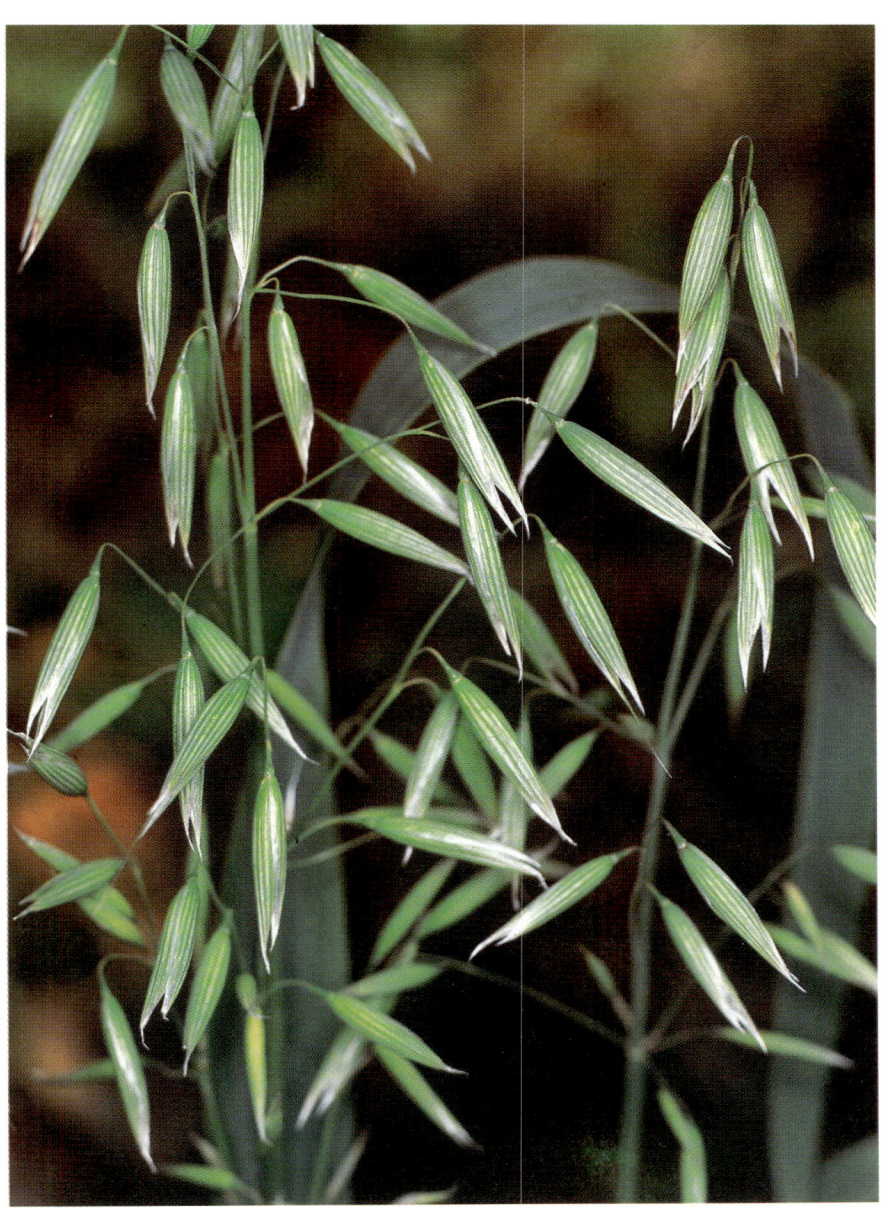

Helmkraut

- Wissenschaftlicher Name: Scutellaria lateriflora
- Auch bekannt als: Seitenblütiges Helmkraut, Virginisches Helmkraut
- Verwendete Pflanzenteile: Sproßteile
- Hauptinhaltsstoffe: Flavonoide, Gerbsäuren, Bitterstoffe, ätherisches Öl, Kieselerde und viele andere Mineralien
- Wirkung: Nervenmittel, tonisierend, krampflösend, leicht adstringierend, harntreibend.

Gegen Anspannung und Erschöpfung

Bei Trauer
Auch bei seelischen Erschütterungen und Verzweiflung, zum Beispiel nach dem Tod eines geliebten Menschen, nach Totgeburt oder Abtreibung, leistet Helmkraut sehr gute Dienste. Man sagt, daß die Pflanze hilft, Trauer zu überwinden, auch wenn die Trauerarbeit verdrängt wurde.

Das Helmkraut aus Virginia gilt unter den europäischen Phytologen als relative Neuentdeckung. Es avancierte aber schnell zum Liebling vieler Heilpraktiker, weil es das Nervenmittel mit dem breitesten Anwendungsbereich ist.

Helmkraut wirkt ausgezeichnet gegen alle Formen nervöser Spannung und bei körperlicher und geistiger Erschöpfung. Es entspannt und regeneriert das ganze Nervensystem und versorgt es mit wichtigen Mineralstoffen. Klassische Fälle für Helmkraut sind Erregung, Kopfschmerzen, Angst, hysterische Anfälle, Schlafstörungen, Alpträume, auch Depressionen und Unruhe in den Wechseljahren.

Körperliche Anwendungsgebiete sind schmerzhafte Regelblutungen, prämenstruelle Spannungen und ein unregelmäßiger Zyklus. In diesen Fällen hat sich Helmkraut auch in Kombination mit Mönchspfeffer und Falschem Einkorn bewährt. Weitere Anwendungsgebiete: hoher Blutdruck, Herzklopfen und Herzschmerzen.

Rezepte

Warnung
Nicht während der Schwangerschaft nehmen.

- Beruhigungstee: 1 Teelöffel (2,5 Gramm) Helmkraut mit 1 Tasse siedendem Wasser aufgießen. Verwenden Sie möglichst das frische Kraut. Gegen Schlaflosigkeit empfiehlt sich eine Mischung zu gleichen Teilen mit Passionsblume. Vor dem Schlafengehen trinken.
- Scutellaria galericulata (aus der Apotheke) als Urtinktur: Bei Streß und Nervosität mehrmals täglich 10 Tropfen.

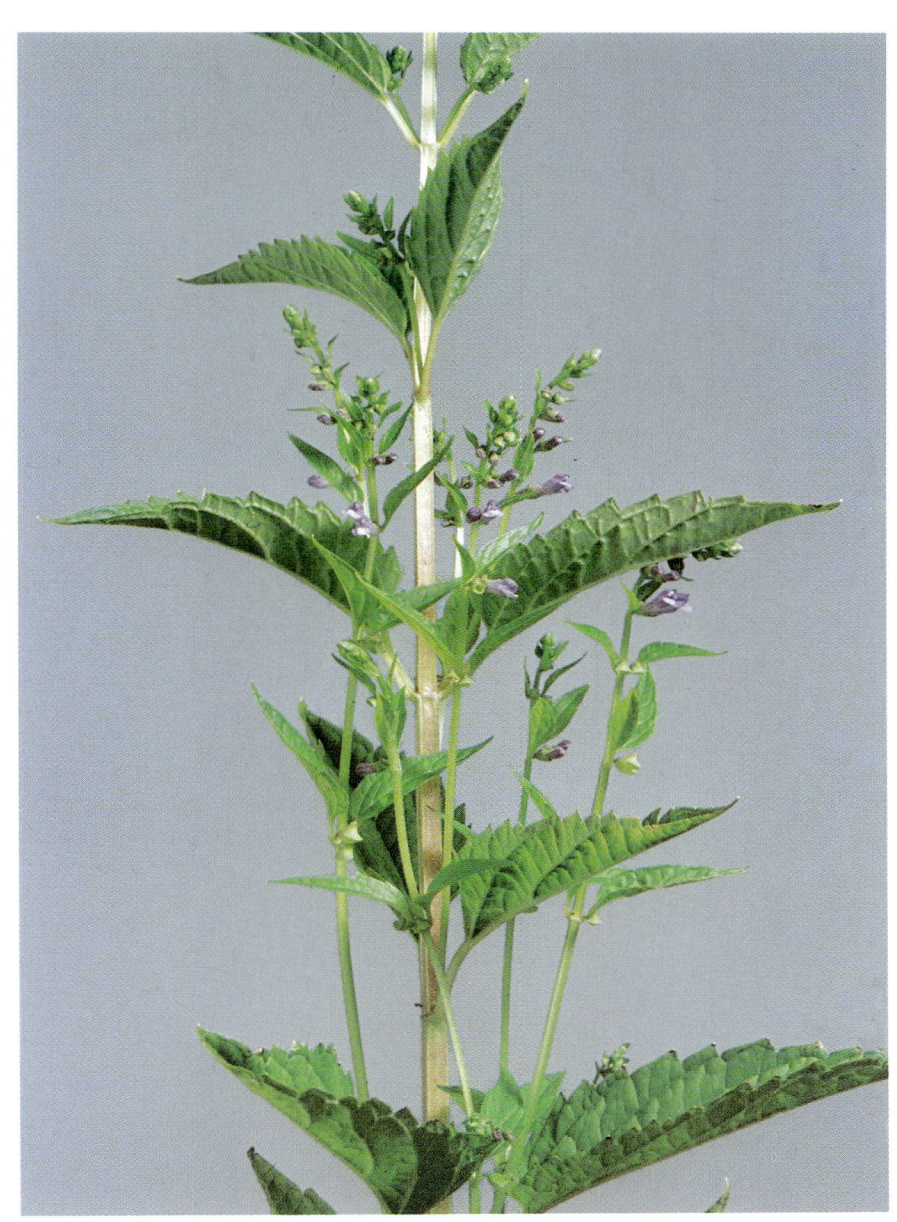

Herzgespann

- Wissenschaftlicher Name: Leonorus cardiaca
- Auch bekannt als: Löwenschwanz, Herzgold, Herzkräutel
- Verwendete Pflanzenteile: Das blühende Kraut
- Hauptinhaltsstoffe: Alkaloide, ätherische Öle, Bitterstoff Leonurin, Glykoside, Gerbsäuren, Harze, Vitamin A
- Wirkung: Entspannend, Herztonikum, hilft bei vegetativen Störungen und funktionellen Herzbeschwerden, die mit inneren Spannungszuständen zusammenhängen, entblähend.

Herzstärker

Das Kraut gilt in der Volksmedizin als belebendes, stärkendes und anregendes Mittel gegen Nerven- und Herzstörungen. Es hilft aber auch bei Frauenleiden wie Periodenschmerz, Wechseljahrebeschwerden und Geburtsproblemen.

Die moderne Wissenschaft beurteilt das Herzgespann etwas zurückhaltender, denn noch sind die Inhaltsstoffe nicht näher analysiert. Nach ersten Anwendungsversuchen wird immerhin eine gewisse Wirkung bei vegetativ-funktionellen Herzbeschwerden zugegeben. Unterm Strich scheint das Herzgespann seine Berechtigung als mildes Mittel für alle vegetativen Herzbeschwerden zu haben, die mit Angst und inneren Spannungen zusammenhängen.

Rezepte

- Dosierung für eine Teekur: 2 Teelöffel auf 1 Tasse, heiß überbrühen, nach 5 Minuten abseihen. Morgens und abends 1 Tasse. Wegen seiner sanften Wirkung soll Herzgespann aber monatelang angewendet werden.
- Bei Schlaflosigkeit, Verstimmung und Angstzuständen im hohen Alter aufgrund schlechter arterieller Durchblutung und nervöser Herzbeschwerden empfiehlt sich eine Mischung zu gleichen Teilen aus Herzgespann, Johanniskraut, Weißdornblüten, Arnika und Baldrianwurzel.
- Ein Schlaf- und Beruhigungstee für Menschen mit Angstzuständen und vegetativer Dystonie könnte aus Herzgespann, Melisse, Johanniskraut und Baldrianwurzel bestehen.

Warnung

Bei Herzbeschwerden auf keinen Fall eigenmächtig therapieren, sondern ärztlich abklären lassen, ob keine organische Störung vorliegt.

Herzgespann stimuliert den Uterus. In der Schwangerschaft erst während der letzten Wochen anwenden.

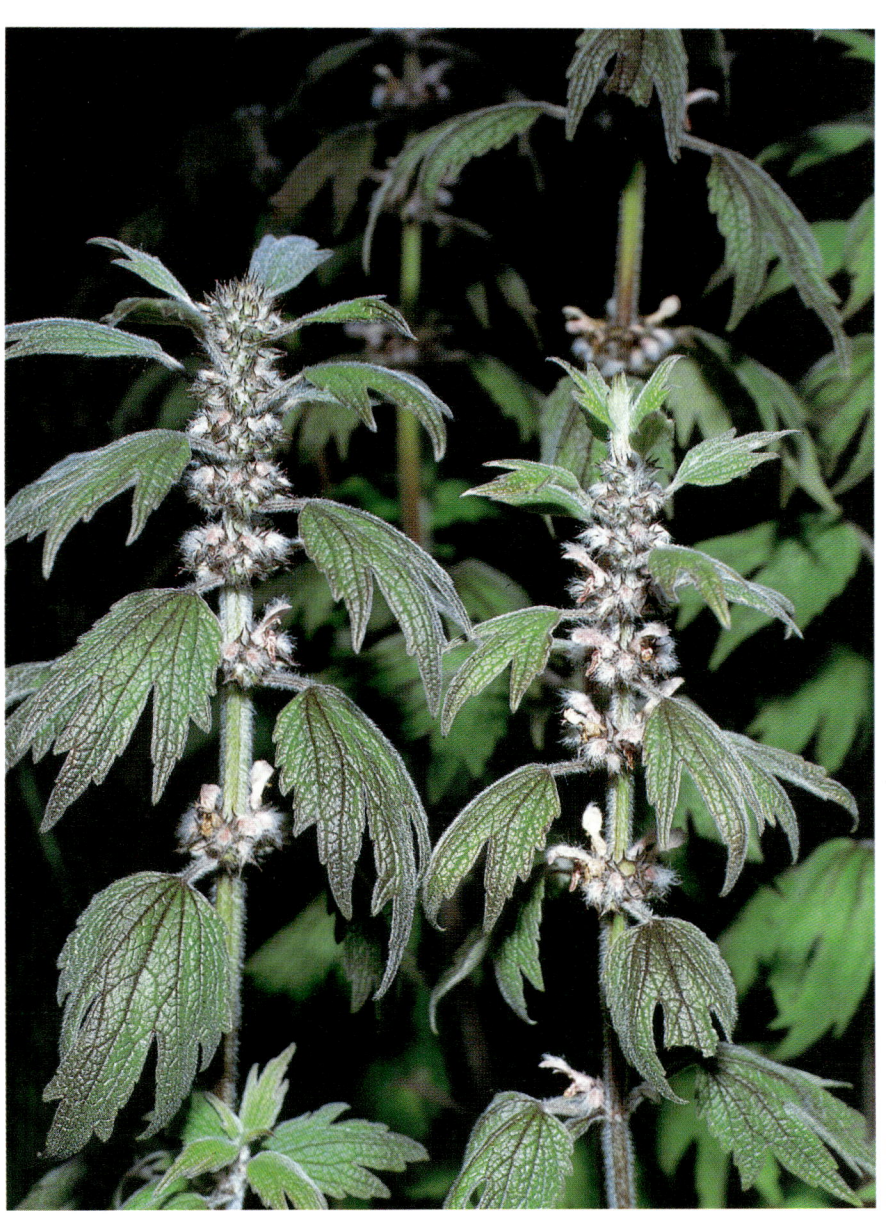

Hopfen

- Wissenschaftlicher Name: Humulus lupulus
- Auch bekannt als: Hopfenzapfen, Bierhopfen
- Pflanzenteile: Die getrockneten Blüten der weiblichen Pflanze, als Zapfen bekannt
- Hauptinhaltsstoffe: Ätherisches Öl, Bitterharzkomplex, Gerbstoffe, Flavonoide, östrogenhaltige Substanzen, Cholin
- Wirkung: Beruhigend, Stärkungsmittel für die Nerven, die Bitterstoffe regen die Sekretion der Verdauungsorgane an und fördern den Appetit; Anaphrodisiakum.

Dämpfendes Östrogen

Der Genuß von zuviel Hopfen, sprich Bier, dämpft die Triebe. Schuld daran ist der hohe Anteil an Östrogen. Bei Männern eignet sich Hopfen also nicht unbedingt zur Erhöhung der sexuellen Energie. Ärzte nutzen diesen Effekt jedoch und verschreiben ein Hopfenmittel manchmal gegen vorzeitigen Samenerguß und zur Herabsetzung übermäßiger, sexueller Erregung. Frauen profitieren von der Östrogenwirkung vor allem in den Wechseljahren und bei schmerzhafter Periode.

Wissenschaftlich anerkannt sind die Hopfenzapfen in erster Linie wegen ihrer beruhigenden Wirkung auf das Nervensystem. Bei Schlaflosigkeit verwendet man am besten frische, frisch getrocknete oder gefriergetrocknete Zapfen.

Rezepte

- Hopfentee: Geben Sie 2 Teelöffel davon in 1 Tasse mit kochendem Wasser und lassen Sie das Ganze zugedeckt 5 Minuten ziehen.
- Bei nervösen Kindern, bei vegetativer Dystonie und bei Wechseljahresbeschwerden empfiehlt sich Schlaftee aus Hopfen, Melissenblättern und Passionsblumenkraut.
- Die Tinktur wird häufig gegen nervöse Beschwerden eingesetzt, die mit Angst einhergehen: dreimal täglich bis zu 2 ml.
- Bei Darmbeschwerden und nervösen Verdauungsproblemen vermischt man Hopfen gerne mit anderen Verdauungskräutern wie Eibisch, Kamille oder Pfefferminze.

Hopfenkissen
Nach etwa zweijähriger Lagerzeit entwickeln Hopfenzapfen stark beruhigende Inhaltsstoffe. In ein Kissen gepackt und ins Bett gelegt, helfen sie gegen Unruhe und Schlaflosigkeit.

Warnung
Hopfen wirkt leicht dämpfend auf die höheren Nervenzentren und sollte deshalb bei Neigung zu Depressionen vermieden werden. Angegebene Dosierung nicht überschreiten. Die Pollen vom Hopfen können Kontaktdermatitis auslösen.

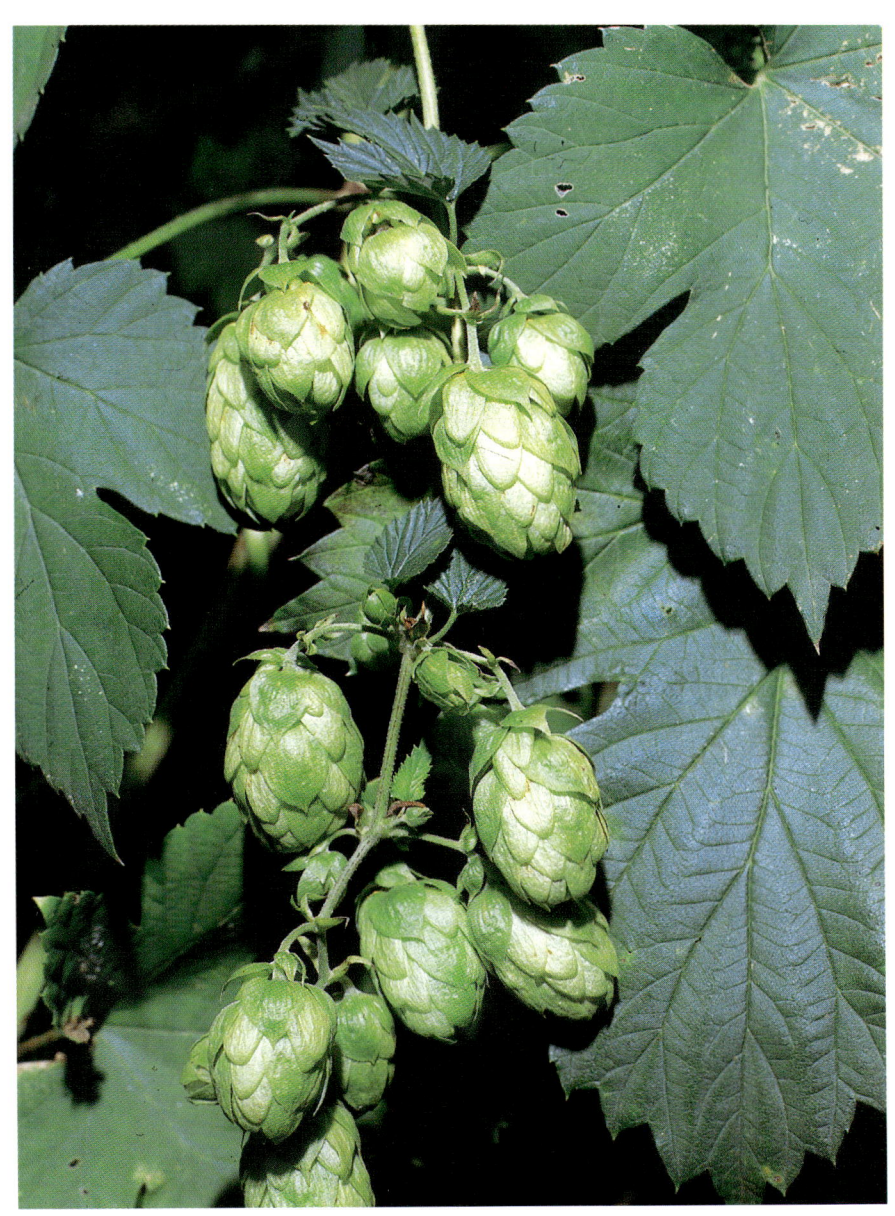

Johanniskraut

Roter Pflanzensaft

Der lateinische Namenszusatz »perforatum« bedeutet »durchbohrt«. Gemeint sind damit die winzigen schwarzen Pünktchen, mit denen Blüten und Blätter übersät sind. Es handelt sich um kleine Drüsen, die mit dem roten Farbstoff Hypericin gefüllt sind, dem eigentlichen Wirkstoff. Beim Zerreiben der Blüte oder Knospe färben sich die Finger dunkelrot.

- Wissenschaftlicher Name: Hypericum perforatum
- Auch bekannt als: Sonnenwendkraut, Johannisblut
- Verwendete Pflanzenteile: Das ganze Kraut zur inneren Anwendung als Tee, Tinktur, Frischsaft oder Kapseln; die frischen, blühenden Triebspitzen für Rotöl und Rotölkapseln
- Hauptinhaltsstoffe: Glykoside, Flavonoide, ätherisches Öl, Gerbstoffe, Hypericine
- Wirkung: Der Hauptwirkstoff Hypericin ist ein stärkendes Tonikum für das gesamte Nervensystem. Weitere Anwendungsgebiete: Unruhe, Angst, nervöse Erschöpfungszustände, Reizbarkeit, vegetative Dystonie.

Ideal bei Depressionen

Seinen Namen hat das Johanniskraut bekommen, weil seine leuchtend gelben Blütensterne zu Johanni, der Zeit der Sommersonnenwende, zu blühen beginnen. Johanniskraut ist die wichtigste Pflanze für das Nervensystem. Hypericin wirkt als Stimmungsaufheller, jedoch ohne das Zentralnervensystem zu dämpfen und ohne Sucht zu erzeugen! Ideal ist Johanniskraut für Menschen, die zu Depressionen neigen. Auch Winterdepression, Wechseljahrebeschwerden und Konzentrationsschwierigkeiten sind Anwendungsgebiete.

Johanniskraut gibt es als Tee, Tinktur, Frischsaft, Fertigpillen oder -tropfen. Alle diese Mittel haben aber eine Besonderheit: Ihre Wirkung setzt erst langsam, nach zwei bis drei Wochen ein.

Warnung

Hypericine wirken lichtsensibilisierend. Helläugige und hellhäutige Menschen sollten während der Einnahme nicht in die Sonne oder ins Solarium gehen, sonst drohen Hautentzündungen. Besonders häufig ist dieser Effekt bei der inneren Anwendung von Johanniskrautöl.

Johanniskraut- oder Rotöl

- Rotöl wird äußerlich aufgetragen bei leichten Verbrennungen, Flechten und chronischen Ekzemen, aber auch bei Muskel- oder Gelenkentzündungen (wie Tennisarm) und Neuralgien.
- Für die innerliche Anwendung empfehlen sich Kapseln, die sich erst im Darm auflösen. Sie helfen bei verdorbenem Magen und gereizter Magen- oder Zwölffingerdarm-Schleimhaut.

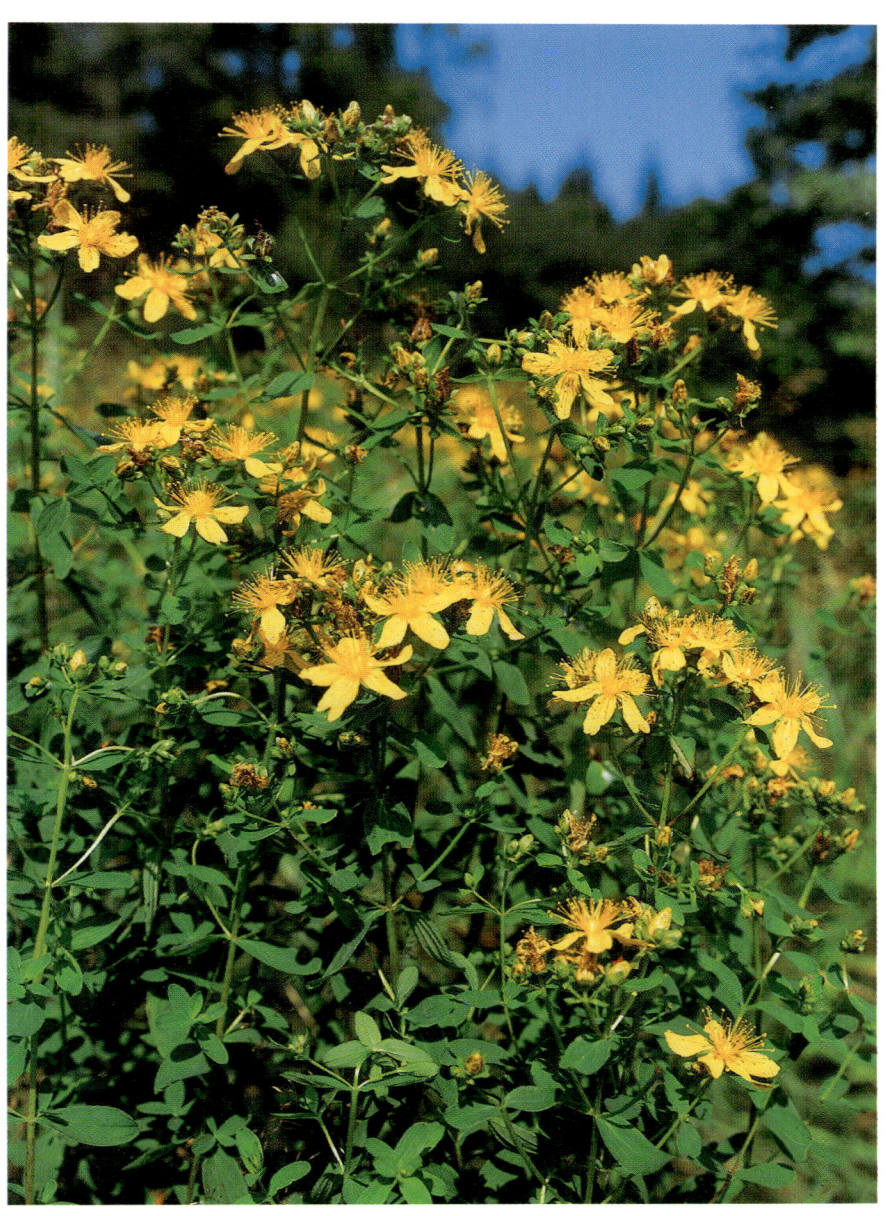

Kava-Kava

- Wissenschaftlicher Name: Piper methysticum
- Auch bekannt als: Rauschpfeffer, Kawa-Kawa-Strauch
- Verwendete Pflanzenteile: Wurzelstock
- Hauptinhaltsstoffe: Kava-Pyrone mit den Verbindungen Kavain, Methysticin und Dihydrokavain u.a., Pyrrolide, Stärke
- Wirkung: Beruhigend, angstlösend. Gilt als Phyto-Anxiolytikum, vor allem in psychischen Streßsituationen und bei verschiedenen Angstzuständen.

Rauschmittel aus der Südsee

Weitere Informationen
Weitere Informationen über Kava-Kava finden Sie im Kapitel »Seelische Leiden von A bis Z« unter dem Stichwort »Angst«.

Bei uns macht Kava-Kava erst seit kurzem von sich reden. Noch wird das aus der Südsee stammende Strauchgewächs in kaum einem unserer Kräuterbücher erwähnt, auch im Kräuterladen oder -versand ist die Wurzel noch schwer zu bekommen. Aber das wird sich wohl bald ändern.

Bei den Polynesiern und Melanesiern gilt der daraus bereitete Trank als Rauschmittel für rituelle Zusammenkünfte. Es gibt einen Zeremonienmeister, der den Wurzelstock des Rauschpfeffers zunächst in einer Schale zerstößt und dann kaut. Das Kauen ist deshalb wichtig, weil durch den Speichel die Enzyme aus der Wurzel herausgelöst werden und dadurch erst die volle Wirkung erreicht wird. Mit kaltem Wasser aufgegossen, entsteht ein leicht milchiges Getränk, das z. B. bei Tanzdarbietungen den ganzen Abend herumgereicht wird. Das Besondere an dieser Wurzel: Sie entspannt und beruhigt, macht nicht süchtig und nicht müde. Im Gegenteil: Man fühlt sich wach, frisch und geistig voll auf der Höhe.

Warnung
Kava-Kava kann eine Gelbfärbung der Haut bewirken, die nach Absetzen des Wirkstoffs wieder verschwindet.

Gegen Unruhe und Angst

In Deutschland gibt es Kava-Kava hauptsächlich in Form von Fertigpräparaten. Anwendungsgebiete sind alle Unruhe- und Erregungszustände, bei denen Angst eine Rolle spielt. Die reinen Kava-Kava-Präparate eignen sich für tagsüber, zum Beispiel auch bei Prüfungsangst. Für abends und zum besseren Einschlafen nimmt man Mischungen mit anderen beruhigenden, schlaffördernden Kräutern.

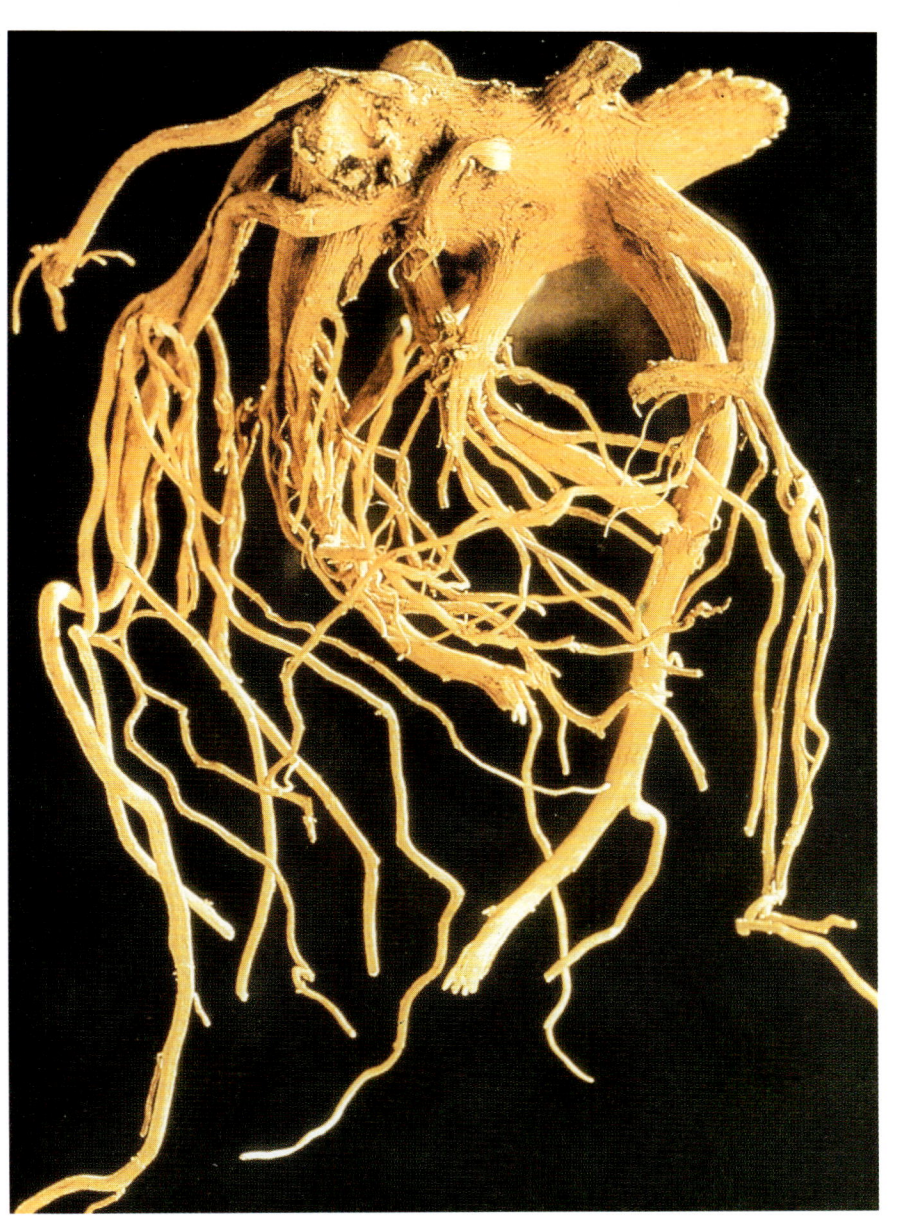

Lavendel

- Wissenschaftlicher Name: Lavandula angustifolia
- Auch bekannt als: Lavander, kleiner Speik
- Verwendete Pflanzenteile: Blüten
- Hauptinhaltsstoffe: Ätherisches Öl, Gerbsäuren, Cumarine, Flavonoide, Triterpene
- Wirkung: Entspannend, krampflösend, ein gutes Kreislauf- und Nerventonikum, gallensekretionsfördernd, antiseptisch Äußerlich angewendet: durchblutungsfördernd.

Alte Aromatherapie

Wegen seines wunderbaren Dufts und seiner Vielseitigkeit gehört dieses Nervenkraut zu den gebräuchlichsten Hausmitteln. Früher füllten die Damen ihre Riechfläschchen mit Lavendelöl – für jedwede Form von Nervenschwäche. Heute ist diese Variante der Aromatherapie zwar etwas aus der Mode, aber der Lavendel hat nichts von seiner Bedeutung eingebüßt. Nach wie vor gilt er als Allheilmittel bei inneren Spannungszuständen – von Angst, Nervosität und Schlaflosigkeit über Migräne bis hin zu den typischen streßbedingten Beschwerden wie Herzklopfen, Spannungskopfschmerzen, Bluthochdruck, Herzrasen, Magen- und Darmproblemen.

Anwendung

- Lavendelblütentee ist nicht ganz so wirkungsvoll wie das ätherische Öl, aber trotzdem ein wertvolles Mittel bei überreizten Nerven, Kopfschmerzen, nervösen Magen- und Darmproblemen. 1 bis 2 Teelöffel pro Tasse.
- Tinktur aus Lavendelblüten wird gegen Kopfschmerzen und Depressionen eingesetzt. Zweimal täglich bis zu 5 ml.
- Ätherisches Öl beruhigt die Gefühle, hebt die Stimmung und stabilisiert die Psyche. Gehört als Erste-Hilfe-Mittel, zum Beispiel bei Panikzuständen, in jeden Haushalt.
- Innerlich: 1 bis 4 Tropfen in Wasser oder auf Würfelzucker
- Äußerliche Anwendungsgebiete von Lavendelöl: Desinfektion von Schnittverletzungen und Wunden, Einreibung bei Erkältung und Grippe, Badezusatz bei Kreislaufstörungen.

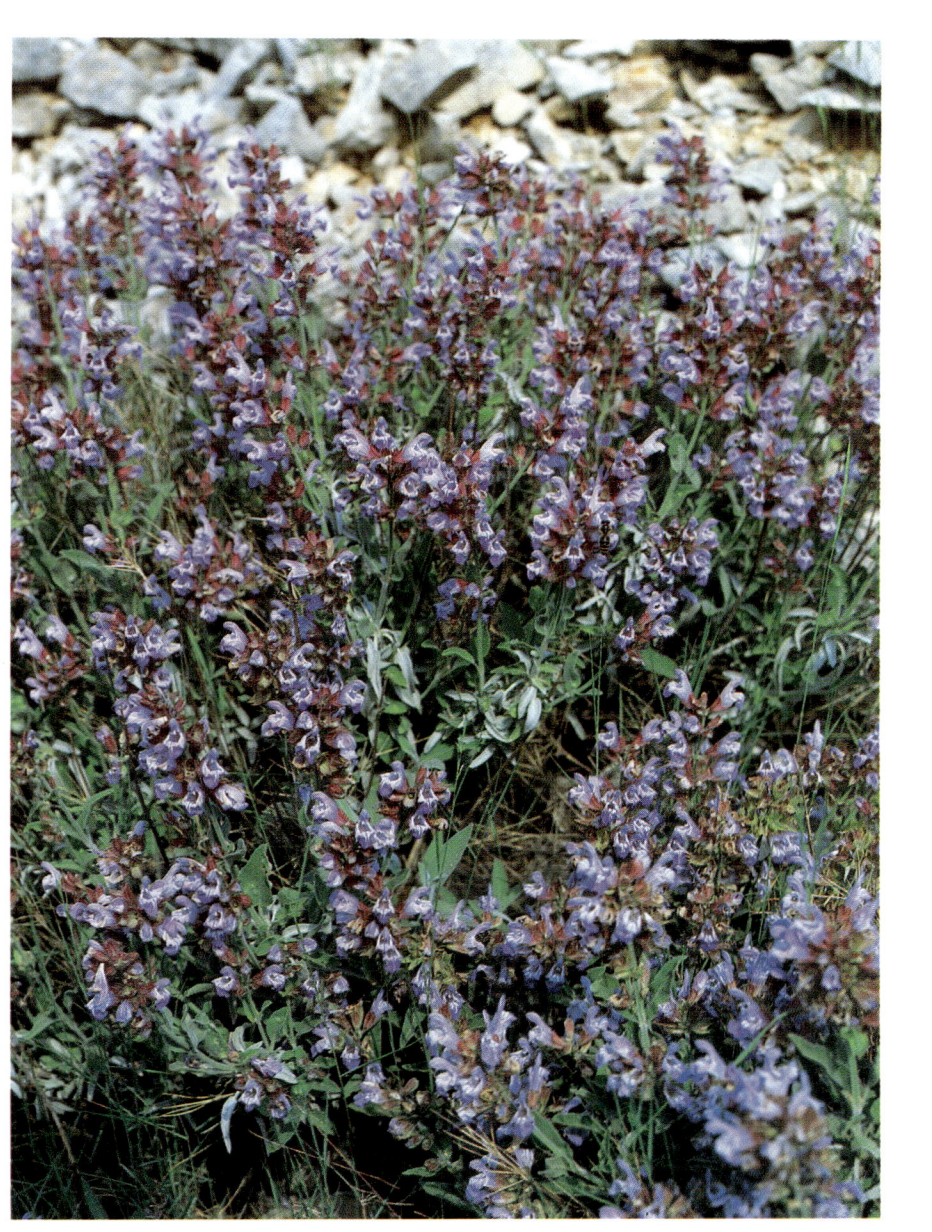

Melisse

Altes Hausmittel

In Alkohol gelöst ergibt ätherisches Melissenöl ein altbekanntes Hausmittel: Den Melissengeist. Innerlich gegen nervöse Herzbeschwerden, Unruhe und Schlafstörungen, äußerlich als belebende Einreibung bei Kopfweh. Klosterfrau Melissengeist, der Marktführer unter diesen »guten Geistern«, wurde inzwischen wissenschaftlich untersucht und für gut befunden.

- Wissenschaftlicher Name: Melissa officinalis
- Auch bekannt als: Zitronenmelisse, Gartenmelisse, Citronelle, Zitronenkraut, Frauenwohl, Herzkraut
- Verwendete Pflanzenteile: Blätter
- Hauptinhaltsstoffe: Ätherisches Öl mit Citronellal, Mineralstoffe, Gerb- und Bitterstoffe, Flavonoide
- Wirkung: Beruhigend, krampflösend, antibakteriell, hilft bei nervös bedingten Einschlafstörungen, auch bei streßverursachten Magen-Darmbeschwerden.

Hilfe für Nervenbündel

Im Mittelalter sagte man der Melisse nach, daß sie das Herz tröstet und alle Traurigkeit wegbläst. Auch die moderne Wissenschaft erkennt ihre Wirkung an, allerdings nur auf die Nerven und auf den Verdauungstrakt. So wird das Kraut allen »Nervenbündeln« empfohlen, die nicht zur Ruhe kommen oder denen Sorgen auf Magen und Darm schlagen.

Typisch weibliche Anwendungsgebiete sind psychische Spannungszustände in den Wechseljahren, vor der Menstruation und während der Geburt. Wegen ihrer krampflösenden Wirkung auf den Unterleib hat sich die Melisse als Erste-Hilfe-Mittel bei Menstruationskrämpfen bewährt.

Rezepte

Weitere Informationen und Rezepte

Siehe Kapitel »Seelische Leiden von A bis Z« unter dem Stichwort »Nervosität«.

- Melissentee sollte möglichst aus frischen Blättern hergestellt werden. Gegen leichtere Einschlafstörungen täglich 3 Tassen nach folgendem Rezept: 3 Teelöffel geschnittene Melissenblätter pro Tasse mit einem Viertelliter Wasser überbrühen und zugedeckt 10 Minuten ziehen lassen. Süßen mit Honig verstärkt die Wirkung.
- Melissentinktur: Wirkt ähnlich wie der Tee, aber stärker.
- Kompresse: Ein Tuch in Tee getränkt auf schmerzhafte Schwellungen, zum Beispiel bei Gicht.
- Ätherisches Öl aus Melisse wirkt besonders intensiv. Für eine Massage gegen Spannungen, Streß und Angst: 5 bis 10 Tropfen Melissenöl mit 20 ml Mandel- oder Olivenöl mischen.

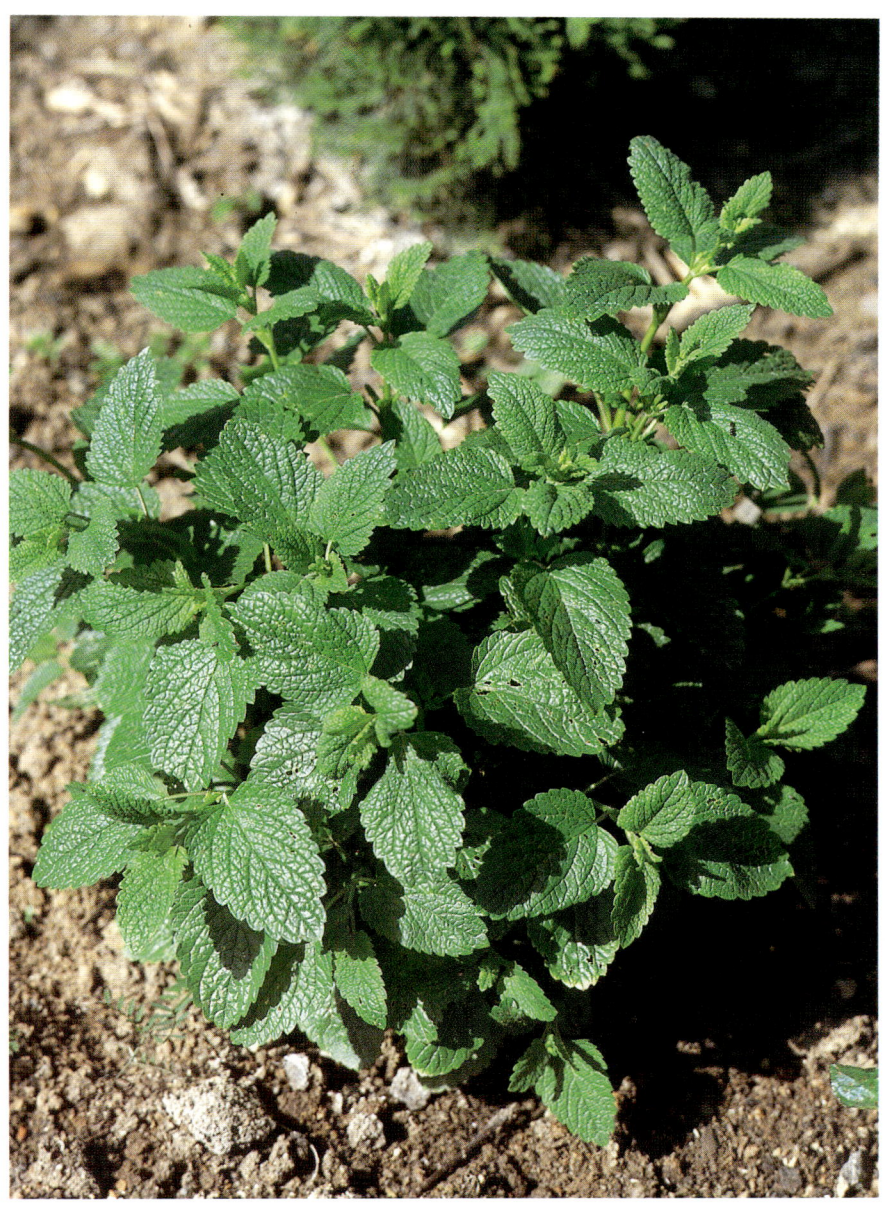

Passionsblume

- Wissenschaftlicher Name: Passiflora incarnata
- Auch bekannt als: Passionskraut, Passionsblumenkraut
- Verwendete Pflanzenteile: Die oberirdischen Teile der Pflanze, die Schlingentriebe mit Ranken und Blüten
- Hauptinhaltsstoffe: Flavonoide, Harmala-Alkaloide, ätherisches Öl, Zucker, Gummi, Sterine
- Wirkung: Mild beruhigend, krampflösend, schmerzstillend, schlaffördernd, stärkt das sympathische Nervensystem.

Das Maracuja-Heilmittel

In Südamerika und Ostindien wächst diese Blume, von der es insgesamt über 400 verschiedene Arten gibt. Von einigen davon kennen und mögen wir die Früchte: die Passionsfrucht oder Maracuja, die in den letzten Jahren vor allem als Saft in Mode gekommen ist. Da aber nur über die »Passiflora incarnata« gesicherte Wirksamkeitsnachweise vorliegen, beschränkt sich die arzneiliche Nutzung auf diese Sorte.

Die Passionsblume ist als »Schlafkraut« eine gute Alternative zu chemischen Schlaftabletten. Ihr Vorteil: Sie ermöglicht ein frisches Aufwachen am nächsten Morgen. Ihre Hauptanwendungsgebiete: nervöse Schlaflosigkeit, Nervosität und andere nervlich bedingte Erregungszustände, auch Konzentrationsschwierigkeiten.

Warnung
Bei Schwangerschaft hohe Dosen meiden.

Regelmäßige Einnahme hoher (!) Dosen kann zu Gewöhnung führen. Aus diesem Grund ist eine Mischung mit anderen Kräutern sinnvoll.

Da ihre sanfte Wirkung alleine nicht immer ausreicht, wird die Heilpflanze gerne als unterstützendes Mittel mit ähnlich wirksamen Pflanzen gemischt. Bei Schlafstörungen ideal: Passiflora zusammen mit Baldrian, Hopfen und Johanniskraut.

Auch wenn körperliche Symptome durch Angst verstärkt werden, eignet sich die Passionsblume zur Ergänzung der Kräuterrezeptur.

Rezepte

- Passiflora-Tinktur: Eine halbe Stunde vor dem Schlafengehen 5 ml in etwas Wasser nehmen.
- Auch in Fertigpräparaten gegen Schlaflosigkeit taucht Passiflora meist in Mischungen mit anderen Pflanzen auf.

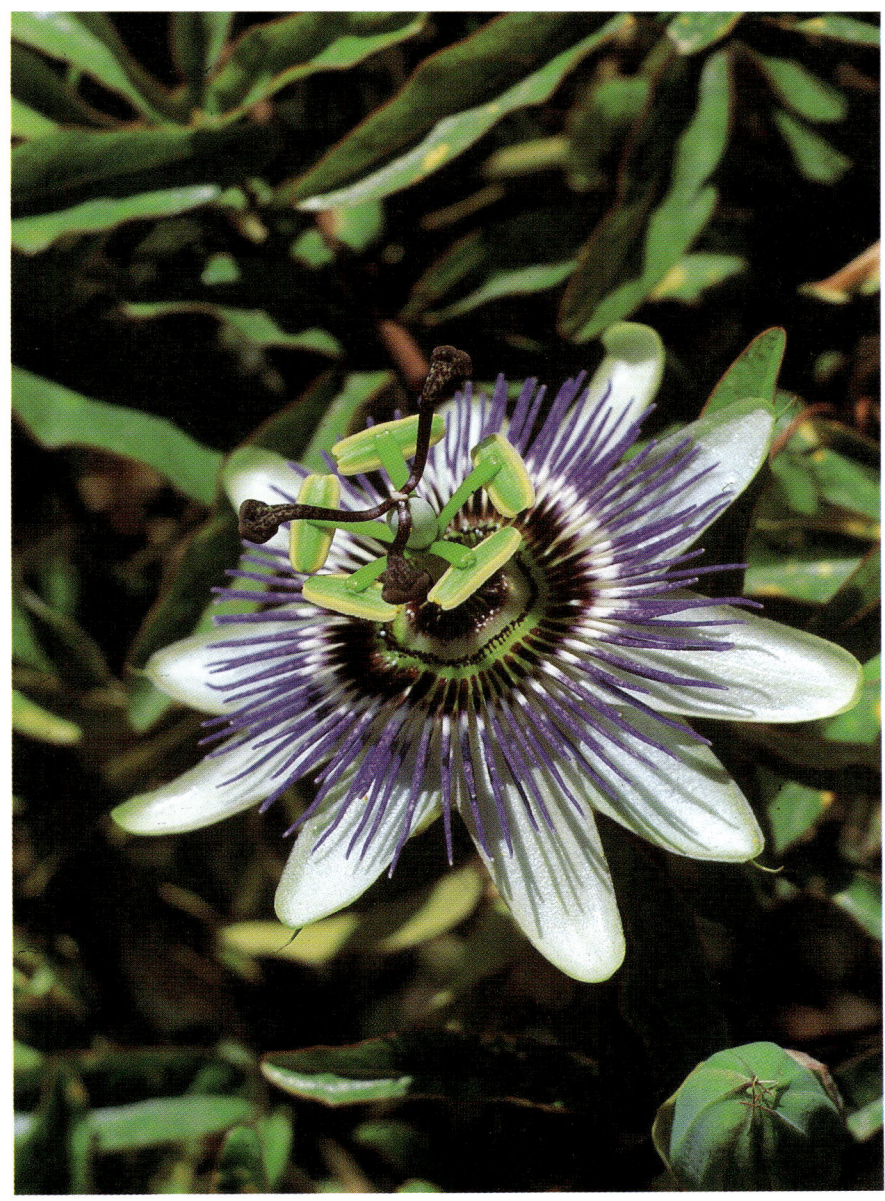

Rosmarin

- Wissenschaftlicher Name: Rosmarinus officinalis
- Auch bekannt als: Anthoskraut, Brautkleid, Kid, Meertau, Röselimarie, Weihrauchkraut
- Verwendete Pflanzenteile: Blätter
- Hauptinhaltsstoffe: Ätherisches Öl, Flavonoide, Gerbstoffe wie Rosmarinsäure, Bitterstoffe
- Wirkung: Stärkendes Nervenmittel, Antidepressivum, anregend auf Galle, Magen und Kreislauf, Herztonikum. Ätherisches Öl: Belebender Energiespender, antirheumatisch.

Wärme von innen

Hinweis

Beachten Sie auch das Rezept für das »Rosmarinfußbad« im Kapitel »Seelische Leiden von A bis Z« unter dem Stichwort »Kopfschmerzen«.

Medizinisch betrachtet liefern die aromatisch duftenden Blätter dieses Mittelmeerstrauchs einen dem Kampfer ähnlichen, durchblutungsanregenden und belebenden Stoff. Seine vitalisierende, energiebringende, aber auch nervenausgleichende Kraft hilft bei schwachen, lethargischen Zuständen.

Da Rosmarin den Menschen von innen heraus erwärmt, hilft es auch bei »kalten« Zuständen wie Schüttelfrost und Rheumatismus – und bei jener Art von Kopfschmerzen, die auf Wärme (nicht auf Eisbeutel) reagieren. Wissenschaftlich anerkannt ist die äußere Anwendung bei Kreislaufbeschwerden, Muskel- und Gelenkrheumatismus und die innere Anwendung bei Beschwerden wie Völlegefühl, Blähungen und anderen Störungen von Magen, Darm und Gallenblase.

Anwendungen

Warnung

Schwangere sollten keinen Rosmarintee trinken.

Wegen seiner aufputschenden Wirkung Rosmarin abends nicht anwenden.

- Rosmarintee: Bei rheumatischen Schmerzen und Verdauungsschwäche. Auch bei Ermüdung und Kopfschmerzen
- Ätherisches Öl: Für die Massage 1 ml Rosmarinöl mit 25 ml Sonnenblumen- oder Mandelöl mischen. Als stimulierenden, aktivierenden Badezusatz: 10 Tropfen ätherisches Öl ins Wasser. Das sehr beliebte Rosmarinbad zählt zu den aktivierenden Bädern. Man kann es auch selbst herstellen: 50 Gramm Rosmarinblätter in 1 Liter Wasser zum Sieden bringen, 30 Minuten lang ziehen lassen, absehen und ins nicht zu warme Wasser schütten.

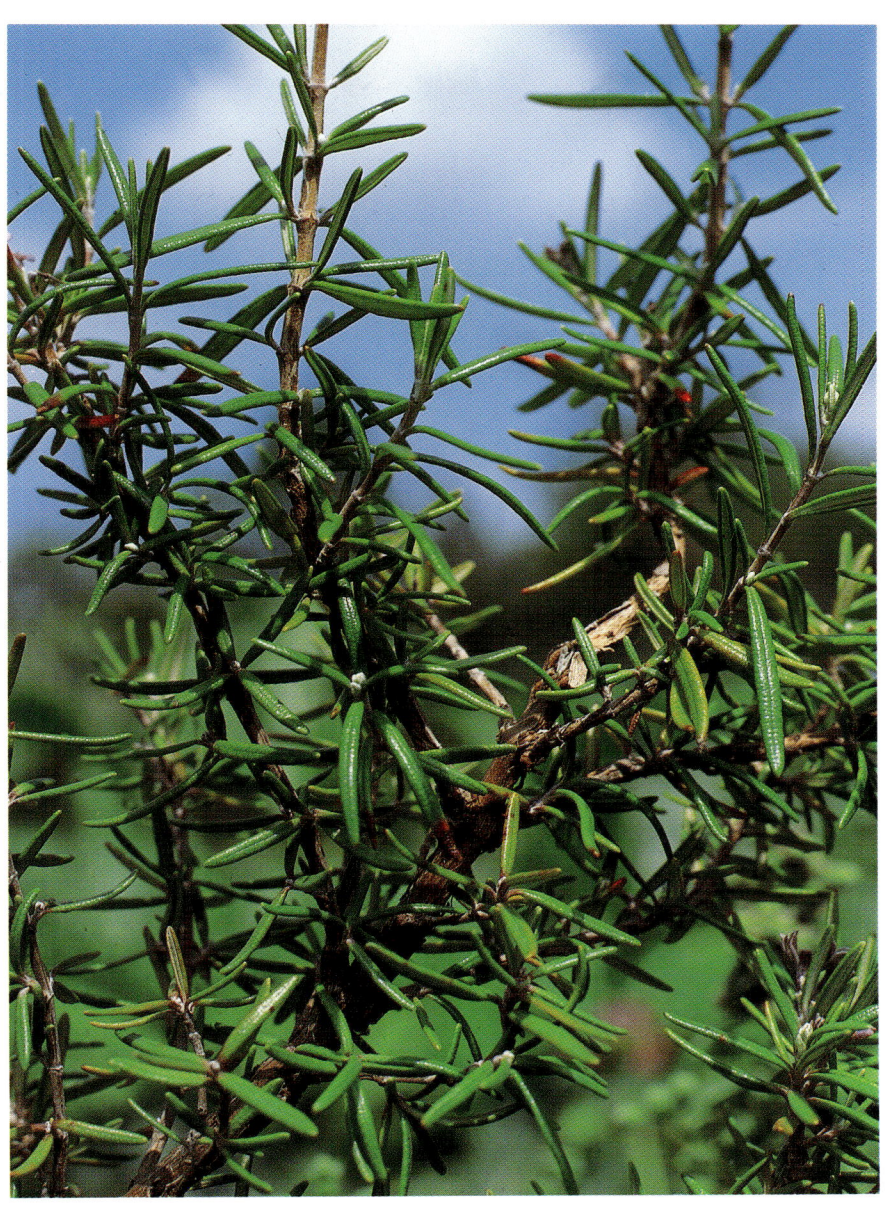

Salbei

- Wissenschaftlicher Name: Salvia officinalis
- Auch bekannt als: Gartensalbei, Edelsalbei, Salver
- Verwendete Pflanzenteile: Blätter und das Öl daraus
- Hauptinhaltsstoffe: Ätherisches Öl, östrogenhaltige Substanzen, Salvin und Carnosiksäure, Flavonoide, Gerbsäuren, Phenolsäuren
- Wirkung: Antibiotisch, adstringierend, verdauungsfördernd, Antioxidans, bitteres Tonikum, Nerventonikum, krampflösend, stärkt das Immunsystem, bringt Energie.

Heilung aus dem Vorgarten

»Warum sterben die Menschen an Krankheiten, wenn in den Gärten Salbei wächst?« fragte ein kluger Mann einst. Salbei stand schon immer für ein langes Leben. Er ist ein Tonikum für das Nervensystem, steigert Kraft und Vitalität und hebt die Stimmung. In der Volksmedizin wird das Kraut auch bei Schwäche, Erschöpfung und körperlichen Beschwerden angewandt, die auf Angst und Kummer zurückzuführen sind.

Auf geistiger Ebene fördert Salbei das freie Fließen der Energie durch die Kehle und befreit von emotionalen Belastungen, die zu Kommunikationsschwierigkeiten führen. Außerdem hilft die Pflanze Menschen mit Sprachstörungen – und solchen, die ihr eigenes kreatives Ausdrucksmittel noch suchen.

Auch rein körperlich besitzt Salbei eine besondere Affinität zu Mund und Hals, weshalb schwache Aufgüsse gerne als Gurgellösung und Mundspülung gegen Halsschmerzen, Mandelentzündung, Mundgeschwüre oder Zahnfleischleiden verwendet werden. Die frischen Blätter ergeben ein bitteres Mittel zur Verdauungsförderung.

Rezept

Tee: 1 bis 2 Teelöffel Salbeiblätter mit einem Viertelliter Wasser übergießen, langsam zum Sieden erhitzen und abseihen. Dieser Tee (2 bis 3 Tassen am Tag) ist auch äußerlich als Gurgellösung zu verwenden.

Warnung

Hohe Dosen während der Schwangerschaft vermeiden.

Epileptiker sollten Salbei nicht zu sich nehmen. Der Inhaltsstoff Thujon kann Anfälle auslösen.

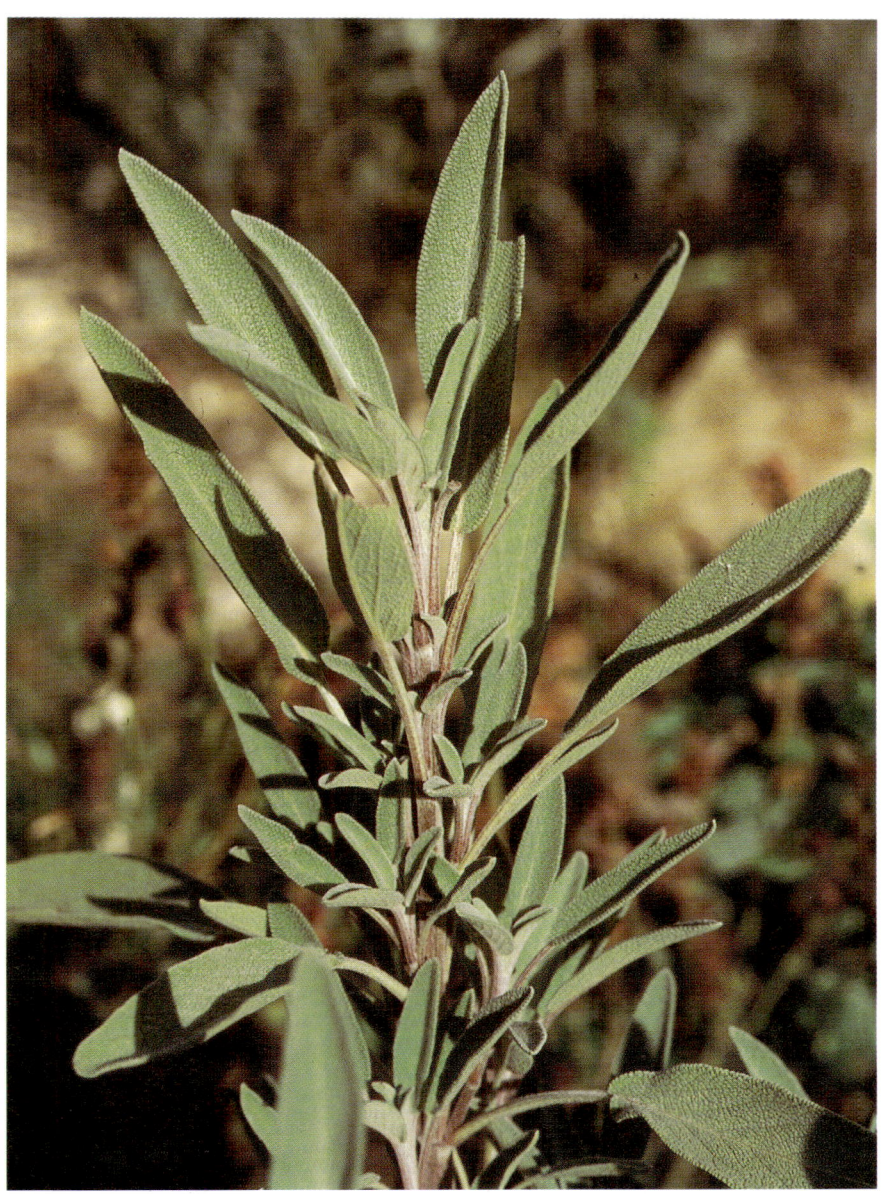

Tausendgüldenkraut

- Wissenschaftlicher Name: Centaurium erythrea
- Auch bekannt als: Sanktorikraut, Centorelle, Fieberkraut, Magenkraut
- Verwendete Pflanzenteile: Alle Sproßteile
- Hauptinhaltsstoffe: Bitterstoffe, Valeriansäure, Harz, ätherisches Öl.
- Wirkung: Die Bitterstoffe stimulieren alle an der Verdauung beteiligten Organe und regen den Appetit an. Spirituell: stärkt den Eigenwillen.

Pflanze für Schüchterne

Tausendgüldenkraut macht als Pflanze einen schüchternen, selbstverleugnenden und sensiblen Eindruck. Und genau solchen Menschen hilft das Kraut als Bach-Blütenessenz. Centaury, so der englische Name, gibt dem Menschen die Kraft, nein zu sagen, wo ein Nein am Platz ist. Moderne Phytotherapeuten empfehlen Auszüge aus der Pflanze bei Verdauungsstörungen, Magenschwäche, Appetitlosigkeit.

Ein überempfindlicher Magen bedeutet immer eine Art Ich-Schwäche. Im Magen landen nicht nur stoffliche Nahrung, sondern auch seelische Eindrücke von der Außenwelt. Zur Verdauung, Auflösung, Umbildung und Nutzung braucht es Willenskraft. Ist ein Mensch zu schwach und kann sich nicht abgrenzen, treten Magenstörungen auf. Die Bitterstoffe im Tausendgüldenkraut sollen der Seele erlauben, sich stärker mit dem Dasein zu verbinden. Alles in allem helfen die Schwingungen dieser Pflanze zu fügsamen Menschen, deren Eigenwille schwach ist, die es allen recht machen wollen und die von energischeren Menschen leicht ausgenutzt werden.

Rezept

Der Tee (1 bis 2 Teelöffel getrocknetes Kraut auf einen Viertelliter Wasser) wird empfohlen, um den Tag mutig anzugehen. Dosierung: Morgens 1 Tasse direkt nach dem Aufstehen. Zur Appetitanregung: Eine halbe Stunde vor dem Essen langsam und schluckweise 1 Tasse trinken.

Hinweis

Der botanische Name »Centaurium« verweist auf den Zentauren Chiron, der eine mit dem Blut der Hydra vergiftete Wunde geheilt haben soll. Die angelsächsischen Kräuterheiler empfahlen das Kraut früher bei Schlangenbissen und Fieber.

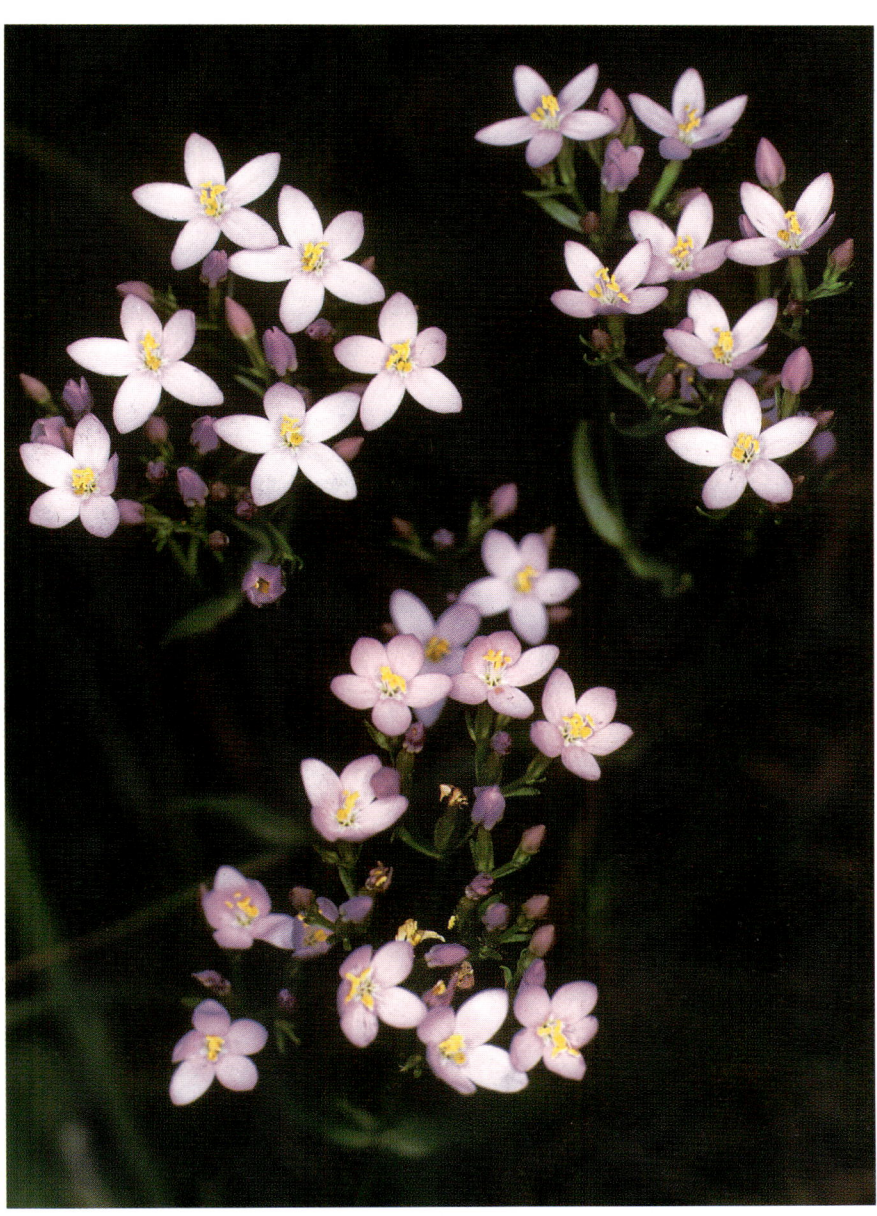

Thymian

- Wissenschaftlicher Name: Thymus vulgaris
- Auch bekannt als: Gartenthymian, Gemeiner Thymian, Hühnerkohl, Demut, Römischer Quendel
- Verwendete Pflanzenteile: Blätter und Blüten
- Hauptinhaltsstoffe: Ätherisches Öl (Thymol und Carvacrol), Gerbstoffe, Flavonoide, Triterpene
- Wirkung: Keimhemmend, krampflösend und auswurffördernd auf die Bronchien, harntreibend.

Mutmachendes Kraut

Der Name »Thymian« leitet sich vom lateinischen »thymum« und dem griechischen »thymon« ab, was gleichbedeutend mit Räuchern und dem Darbringen eines Brandopfers ist. Thymos bedeutet aber auch Hauch, Mut und Geist. Entsprechend ist der Duft des Thymian dazu angetan, Mut zu machen. Bei den alten Griechen stand Thymianduft für Eigenschaften wie Tapferkeit, Aktivität und Mut.

Rein körperlich wird Thymian wegen seiner antiseptischen Wirkung zur Behandlung jeder Infektion angewendet. Offiziell empfohlen wird das Kraut bei Bronchitis, sogar Keuchhusten und Katarrhen der oberen Luftwege.

Kräuterkundler verwenden Thymian wegen seiner leicht sedierenden (beruhigenden) Wirkung aber auch gegen nervöse Kopfschmerzen und Schlaflosigkeit. Angesichts schwerer Traumata, zum Beispiel Tod, Trennung usw., hilft das Kraut, indem es seelische Stärke zum Durchhalten verleiht.

Warnung

Menschen mit schwerem Leberschaden oder mit Funktionsstörungen der Schilddrüse sollten bei der Anwendung von Thymian zurückhaltend sein.

Wegen der uterusstimulierenden Wirkung während der Schwangerschaft sparsam verwenden.

Rezepte

- Tinktur: Zur Schleimlösung bei Brustinfektionen.
- Tee: 1 bis 2 Gramm Thymian auf 1 Tasse. Mehrmals täglich nach Bedarf trinken.
- Zur Inhalation eine Handvoll Thymian auf 3 Liter Wasser.
- Ätherisches Öl: 10 Tropfen Thymianöl mit 20 Tropfen Mandel- oder Sonneblumenöl verdünnen und bei Husten die Brust einreiben. Es ist auch als Massageöl bei Muskelverspannungen geeignet.

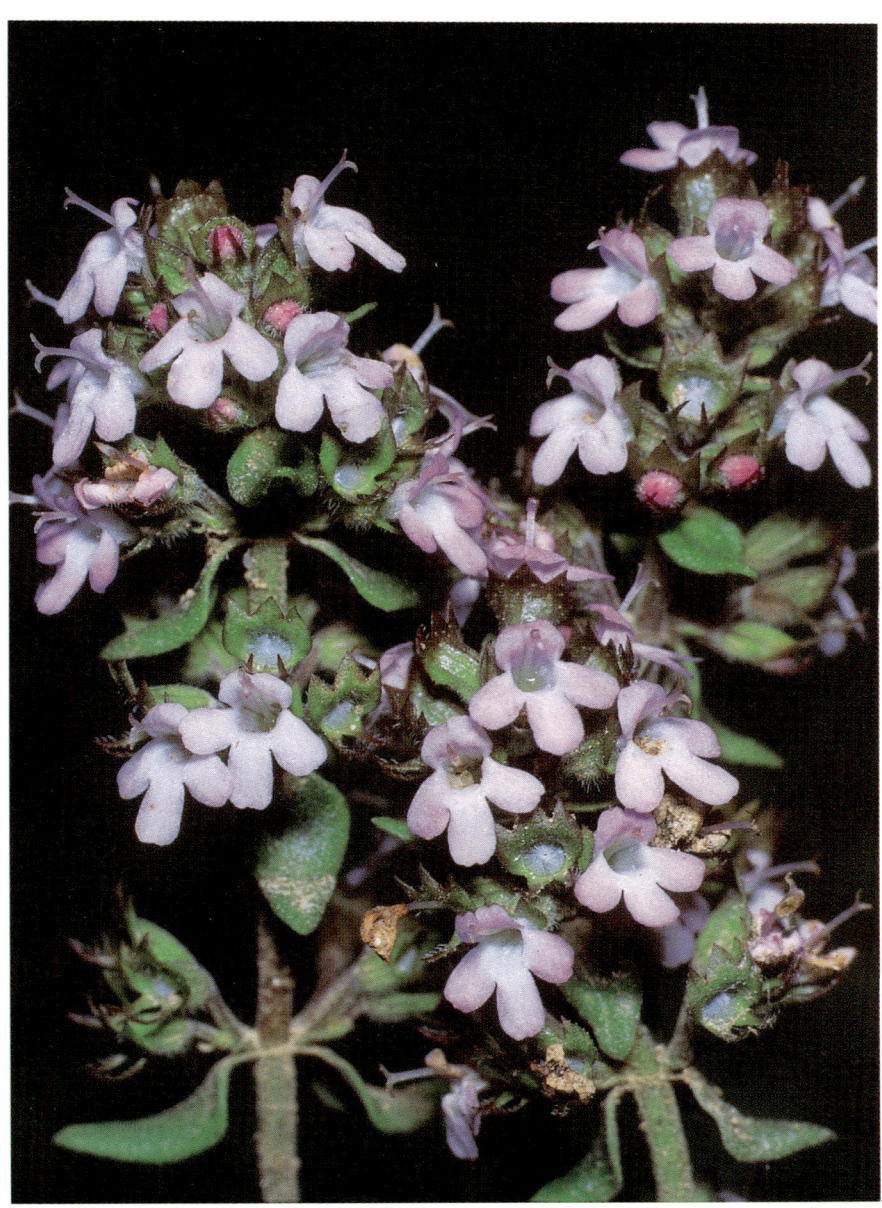

Ziest, Echter

- Wissenschaftlicher Name: Stachys officinalis
- Auch bekannt als: Heilziest, Betonie, Betonienziest, Pfaffenblume, Zahnkraut
- Verwendete Pflanzenteile: Sproßteile
- Hauptinhaltsstoffe: Gerbsäuren, Saponine, Alkaloide wie Betonicin und Stachydrin
- Wirkung: Nerventonikum, Kreislauftonikum vor allem für die Gehirndurchblutung, anregend, bitteres Verdauungsmittel, adstringierend, Lebermittel.

Umstrittenes Allheilmittel

Dieses wichtige angelsächsische Kraut ist ein klassisches Beispiel für die Lücke zwischen Schul- und Erfahrungsmedizin. Während die Schulmedizin die Heilpflanze so gut wie gar nicht nutzt, hält die Volksmedizin sehr viel von ihr. Der Heilziest kann gegen insgesamt 29 verschiedene Krankheitssymptome wirken. Auch in diesem Buch findet er sich als Bestandteil sehr vieler Teemischungen.

Aus geistig-seelischer Sicht stärkt die Pflanze das Nervensystem, lindert Spannung, Angst und Depression. Auf körperlicher Ebene hilft der Ziest durch seine Wirkung auf Leber und Darm bei allen nervösen Störungen des Verdauungstrakts. Dazu gehören Krämpfe und Koliken, Blähungen, Sodbrennen oder Leber- und Galleblasenleiden.

Der Name »betonica« (im Keltischen steht »ben« für Kopf und »tonic« für gut) bezieht sich auf Beschwerden im Kopfbereich, bei denen der Ziest ebenfalls eine echte Hilfe sein kann – vor allem bei hartnäckigen Kopfschmerzen als Folge von schlechter Durchblutung, Streß oder Leberträgheit.

Warnung

Ziest stimuliert den Uterus. Hohe Dosen während der Schwangerschaft vermeiden.

Rezepte

- Tee: 1 gehäufter Teelöffel Ziestkraut mit einem Viertelliter kochendem Wasser übergießen und 15 Minuten lang ziehen lassen, abseihen. Ein- bis dreimal täglich 1 Tasse.
- Tinktur: Gut in Kombination mit Lavendeltinktur gegen Nervosität und Kopfschmerzen.

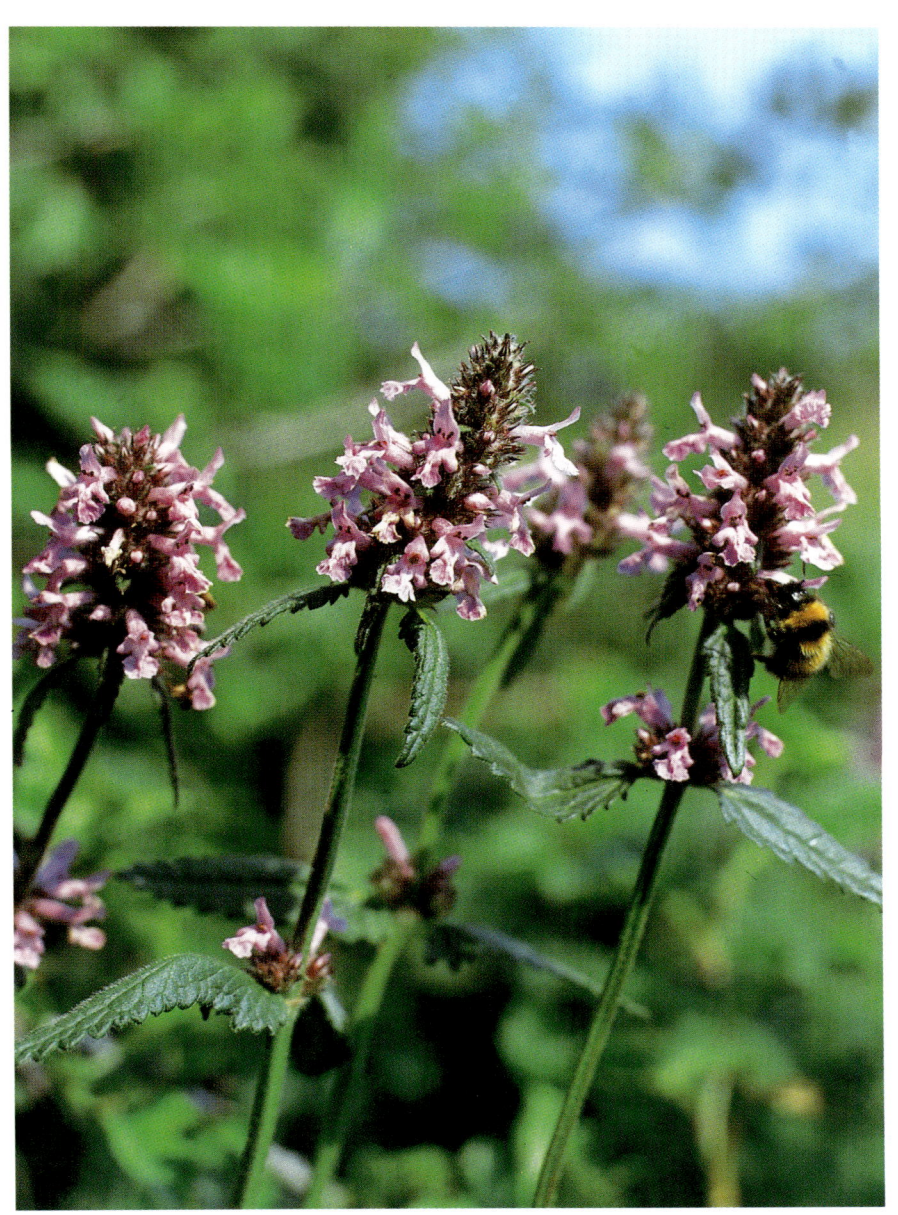

Heilkräuter richtig anwenden

Selber sammeln oder kaufen?

Natürlich lassen es sich viele Kräuterfans nicht nehmen, ihre Pflanzen selber zu sammeln. Ich persönlich rate Unerfahrenen wegen der Risiken eher ab:

- Viele Heilkräuter haben ähnlich aussehende Verwandte, die Verwechslungsgefahr ist also groß. Beispiel: Allein in Süddeutschland wachsen vier verschiedene Kamillenarten. Nur eine davon ist die echte, heilsame Kamille.
- Gerade unter den Heilpflanzen gehören einige zur Familie der Doldengewächse, in der es auch giftige Arten gibt.
- Jede Pflanze bildet im Laufe eines Jahres Wirkstoffe in unterschiedlichen Mengen. Man muß also ganz genau wissen, zu welchem Zeitpunkt die Pflanze ihren höchsten Wirkstoffgehalt hat, um sie dann zu ernten.
- Die Menge der Inhaltsstoffe hängt auch von der Bodenbeschaffenheit und von klimatischen Faktoren ab, die der Sammler oft nicht abschätzen kann.
- Ein Laie ist kaum in der Lage, die Schadstoffbelastung einer Pflanze zu beurteilen.

__Wo kauft man Kräuter?__
Alles in allem befindet man sich auf der sicheren Seite, wenn man sich seine Pflanzendrogen aus der Apotheke oder aus dem Kräuterfachhandel besorgt.

Kräuter aus der Apotheke

Der Kauf in der Apotheke bietet einige Vorteile. Alle Kräuter sind schadstoffgeprüft. Falls etwas nicht vorrätig ist, kann man – auch seltene oder exotische Arten – bestellen. Nachteile: Die Apothekenpreise (im Schnitt zweieinhalbmal so teuer wie anderswo). Wegen der geringeren Nachfrage können die Kräuter teilweise sehr alt (und entsprechend wirkungslos) sein.

Kräuter aus dem Kräuterhandel und -versand

Vorteile: Wegen des großen Umsatzes ist die Ware häufig frisch – und meist deutlich preiswerter als in der Apotheke. Nachteile gibt es aber auch: Die Ware ist nicht schadstoffgeprüft. Teilweise muß man bestimmte Mindestmengen abnehmen, auch wenn man so viel gar nicht braucht.

Bestelladressen für den Kräuterversand

- Kräuter Kühne, Selerweg 43/45, 12169 Berlin,
Tel. 030/ 795 20 12
- Lindig Kräuter Paradies, Blumenstr. 15, 80331 München,
Tel. 089/ 26 57 26
- Kräuter Schulte, Schloßstr. 7, 6593 Gernsbach/Schwarz-
wald, Tel.072 24/38 76
- Firma Petereit & Co, Flamweg 132–134, 25335 Elmshorn,
Tel. 041 21/38 50
- Großhandel: Alfred Galke GmbH, Am Bahnhof 1–4,
37534 Gittelde/Harz, Tel. 053 27/8 68 10

Kräuter aus dem Supermarkt

Natürlich können Sie Fertigbeutel mit Melissen- oder Pfeffer-
minztee auch im Supermarkt oder im Drogeriemarkt kaufen.
Aber dann müssen Sie damit rechnen, daß er bis zu 50 Pro-
zent weniger Wirkstoffe enthält als ein qualitätsgeprüfter
»DAB«-Fertigtee aus der Apotheke.
Als Faustregel kann gelten:
- Kräuter für den Haustee aus dem Supermarkt
- Kräuter für den Heiltee aus der Apotheke, dem Kräuter-
haus oder vom Kräuterversand.

Haustee oder Heiltee?

Zwischen diesen beiden Begriffen besteht ein großer Unter-
schied. Ein Heiltee ist ein medizinisch wirksamer Arzneitee,
der nach einem streng aufgebauten Rezept zusammengesetzt
ist und insgesamt vier bis acht verschiedene Kräuter enthalten
sollte. Die Kur mit einem solchen Tee darf eine bestimmte
Dauer nicht überschreiten. Lesen Sie Näheres über Dauer
und Zubereitung in der Einleitung zum Kapitel »Seelische
Leiden von A bis Z«, Seite 85ff.
   Ein Haustee hat keine arzneiliche Aufgabe. Er ist zum täglichen Gebrauch für die ganze Familie bestimmt und besitzt
meistens auch keine medizinische Wirksamkeit. Die verwen-

Aufbewahrung
*Geeignet sind alle licht-
undurchlässigen Behäl-
ter, zum Beispiel aus
Porzellan, Glas oder
Weißblech. Wichtig: Sie
sind mit einem fest-
schließenden Deckel zu
versehen, um Insekten
auszusperren und vor
Feuchtigkeit zu schützen,
damit sich Bakterien
und Pilze nicht vermeh-
ren können.*

deten Pflanzenteile enthalten oftmals Gerbstoffe (Brombeer-
blätter, Lindenblätter und -blüten) oder Fruchtsäuren (Hagebutten, Hibiscusblüten, getrocknete Apfelschalen o. ä.).

Innere Anwendung

Tee ist die am meisten genutzte Arzneiform der Heilpflanzen.
Es handelt sich im Fachjargon um einen »wässrigen Auszug«.
Die in Kapitel »Seelische Leiden von A bis Z« angegebenen
Teemischungen werden, falls nicht anders angegeben, so
zubereitet: Geben Sie 3 gehäufte Eßlöffel von Ihrer Kräutermischung in eine Kanne, gießen Sie einen Dreiviertelliter sie-
dendes Wasser darüber und lassen Sie das Ganze zugedeckt 10
bis 15 Minuten lang ziehen. Da viele der Kräuter ätherische
Öle enthalten, sollten Sie darauf achten, daß nach dem Zie-
henlassen die flüchtig gewordenen und am Deckel konden-
sierten ätherischen Öle in die Kanne zurücktropfen. Danach-
seihen Sie ab.

Tinkturen sind konzentrierte Kräuterextrakte, bei deren Herstellung der Pflanze die heilenden Bestandteile durch eine
Mischung aus Wasser und Alkohol entzogen wurden. Die
Relation zwischen Alkohol und Wasser variiert je nach Pflanze. Fertigtinkturen gibt es in Apotheken und Reformhäusern.

Preßsaft aus Frischpflanzen wird zur Zeit immer beliebter.
Wenn Sie einen Entsafter haben, können Sie ihn auch selber
herstellen: Zunächst die frischen Pflanzenteile grob zerklei-
nern, mit etwas kaltem Wasser übergießen und einige Minuten weichen lassen. Danach geben Sie alles in den Entsafter.
Frischsäfte sollten immer gleich getrunken werden, weil sie
sehr schnell ihre Wirkstoffe verlieren. Auch bei gekauften Säf-
ten halten sich geöffnete Flaschen im Kühlschrank nur weni-
ge Tage.

Pillen und Dragees aus Kräutern werden in diesem Buch
unter der Bezeichnung »Fertigpräparate« genannt. Man
bekommt sie in Apotheken, Kräuterläden und Reformhäusern und unterscheidet zwischen zwei Formen:

**Anwendung von
Heilpflanzen**

*Die Kräutermedizin
kennt viele Formen. Es
gibt Tees (Aufgüsse),
Tinkturen, Zäpfchen,
Frischsäfte, Pillen,
Umschläge und Kom-
pressen, Salben und Cre-
mes, Bädezusätze, Öle
und vieles mehr. Viele
Zubereitungen kann
man selber herstellen,
andere gibt's fertig zu
kaufen. Eine weitere
Möglichkeit: Bitten Sie
einen Apotheker, eine
Tinktur nach Ihren
Angaben herzustellen.*

- Pulverisierte Drogen: Hierbei werden getrocknete Kräuter pulverisiert. Man nimmt also ähnlich wie beim Tee und der Tinktur den Gesamtwirkstoffkomplex ein. Das heißt: Die einzelnen Inhaltsstoffe der Pflanzen, die häufig ineinander übergreifen und oft erst in ihrer Gesamtheit den therapeutischen Effekt hervorbringen, sind alle enthalten.
- Trockenextrakte (siccum Extr.): Hier erfolgt eine sehr wesentliche Wirkstoffanreicherung. Dadurch ist man in der Lage, standardisierte, also auf einen gleichbleibenden Wirkstoffgehalt eingestellte Extrakte herzustellen.

Äußere Anwendung

Kräuterbäder sind eine wunderbar entspannende Form der Kräutermedizin. Grundsätzlich gilt: Die Temperatur in der Badewanne sollte um 35 Grad Celsius betragen und die Badedauer 15 bis höchstens 20 Minuten. Anschließende Bettruhe ist sehr empfehlenswert.

- Variante 1: Hängen Sie einen mit frischen oder getrockneten Kräutern gefüllten Beutel in das heiße Badewasser
- Variante 2: Schütten Sie einen starken Kräutertee ins Badewasser
- Variante 3: Geben Sie einige Tropfen ätherischen Öls ins Wasser. Bei Säuglingen, Kindern oder Menschen mit empfindlicher Haut sollten Sie das Öl aber vorher verdünnen
- Variante 4: Schütten Sie einige Tropfen Tinktur ins Wasser
- Variante 5: Benutzen Sie fertige Badeessenzen aus Kräutern

Ätherische Öle gewinnt man durch Dampfdestillation. Sie können nicht zu Hause hergestellt werden. Es gibt sie aber heute in allen Apotheken, Drogerien, Reformhäusern, Kräuterläden und Naturkostgeschäften. Ätherische Öle können Sie auf verschiedene Arten nutzen: Träufeln Sie die Düfte in die Aromalampe (in eine Schale mit heißem Wasser), benutzen Sie das Fläschchen als Riechfläschchen, geben Sie ein paar Tropfen davon ins Badewasser (siehe oben) oder mischen Sie sich daraus ein Massageöl, indem Sie einige Tropfen mit einer Ölbasis (Jojobaöl oder Sesamöl) verdünnen. Das Mischungsverhältnis: 2 Tropfen auf 5 ml.

»Traditionell angewendete Heilmittel«

Diesen Zusatz tragen seit 1996 freiverkäufliche Arzneimittel, die man in Supermärkten, Drogerien und Reformhäusern kaufen kann. Unter ihnen sind viele Pflanzenarzneien, zum Beispiel Kräutertinkturen, -elixiere und pflanzliche Tonika. Für diese Mittel müssen die Hersteller laut Gesetz keinen Wirksamkeitsnachweis erbringen. Das bedeutet nicht, daß »traditionell angewendete Heilmittel« unwirksam sind. Präparate mit diesem Zusatz müssen nachweislich seit 1978 auf dem Markt sein (manche gibt es schon seit Anfang des Jahrhunderts). Damit haben sie sich nach Ansicht des Gesetzgebers bewährt und ihre Wirksamkeit zur Genüge bewiesen.

Wer heilen will, muß die tieferen Ursachen einer Krankheit aufspüren können. Längst ist auch in der Schulmedizin akzeptiert, daß kein Arzt erfolgreich ist, der zur chemischen Keule greift und ein Leiden kurieren will, indem er das Symptom abstellt. Die seelischen Gründe seiner Erkrankungen

Krankheit —
Ursache
und
Chancen

herauszufinden ist eine Aufgabe, die jeder von uns für sich selbst lösen kann — wenn er nur dazu bereit ist. Sich selbst ganzheitlich zu betrachten, seine Leiden als Herausforderung und Fingerzeig seiner Seele anzunehmen und sie auf natürliche Weise zu heilen, kann eine Chance sein, zu einem bewußteren, erfüllteren Leben zu finden.

Kräutermedizin als Krisenmedizin

Heilung mit Kräutern ist Heilung für die Psyche

Die Seelenverstimmungen, Psychokrisen und Tiefs, von denen hier die Rede ist, dürften Ihnen bekannt sein. Es sind die ganz alltäglichen, leichten oder mittelschweren Befindlichkeitsstörungen, die den meisten von uns ab und zu zu schaffen machen. Genau hier leistet die Kräutertherapie ihre besten Dienste. Aber verlangen Sie bitte nicht zu viel von der grünen Medizin. Bei starken Neurosen oder Psychosen kann sie in der Regel nicht viel ausrichten.

Da die Grenze zwischen diesen Bereichen oftmals verschwimmt und für den Betroffenen nicht immer klar zu erkennen ist, müssen Sie eventuell ein wenig experimentieren, bevor sich der Behandlungserfolg einstellt.

Auf die Symptome achten

Jedes Naturheilmittel zeigt, wenn es richtig gewählt ist, im Lauf einiger Tage eine Wirkung. Spüren Sie innerhalb einer Woche nichts, kann das zwei Ursachen haben: Entweder stimmt etwas am Rezept nicht (fragen Sie bei einem Apotheker oder einem Heilpraktiker nach), oder aber Ihre Krankheit ist nicht mit Kräutern zu behandeln. Dann sollten Sie zu einem Arzt oder Psychologen gehen und nach einer geeigneteren Behandlung suchen.

Ein kleiner Trost am Rande: Meistens können Sie die hier beschriebenen Kräuterrezepte und -präparate begleitend zu Ihrer Therapie weiternehmen. Wenn Ihr Arzt Ihnen zum Beispiel synthetische Psychopharmaka verschrieben hat, sollten Sie ihn fragen, ob Sie mit Kräuterpräparaten vielleicht die Dosis Ihres Medikaments reduzieren dürfen. Auch wenn Sie

Ausprobieren

Kräutertherapie braucht manchmal Zeit. Wenn Sie nach einigen Tagen keinen Erfolg wahrnehmen, kann es sein, daß Sie noch nicht das richtige Kraut gefunden haben.

eine Entzugskur von chemischen Schlaf-, Beruhigungs- oder Aufputschmitteln machen müssen, leistet die Phytotherapie gute Dienste. Sprechen Sie mit Ihrem Behandler! Gesund- und Heilwerden heißt schließlich auch, Verantwortung für sein Wohlbefinden zu übernehmen und selbst herauszufinden, was einem hilft.

Heiltees – harmlos, aber wirksam

Meistens ohne Nebenwirkungen

Das könnten chemische Mittel gern: wirken ohne Nebenwirkungen. Für viele Arzneimittel aus der Kräutermedizin ist das selbstverständlich.

Bei jeder der auf den folgenden Seiten beschriebenen Krankheiten werden Sie im Kasten »Heiltee« einen Rezeptvorschlag für eine Teekur finden. Diese Kräutermischung wurde speziell für dieses Buch entwickelt und genau auf die genannten Beschwerden abgestimmt. Ihr Verfasser ist Dr. rer. nat. Max Amann, ein anerkannter Diplomchemiker, Phytologe und Heilpraktiker aus München, der sein Wissen seit Jahrzehnten in Seminaren und Vorträgen weitergibt.

Dr. Amann hat für dieses Buch bewußt darauf geachtet, nur solche Kräuter in seine Rezepturen aufzunehmen, die Sie in jedem Kräuterladen kaufen können und die überdies völlig harmlos sind. Harmlos bedeutet in diesem Fall: Die Mischungen sind wirksam, aber frei von Nebenwirkungen, können also unbesorgt eingesetzt werden.

»Die Natur bietet uns eine Menge harmloser und zugleich wirksamer Heilpflanzen«, sagt Dr. Amann. Viele Ärzte sind heute zwar immer noch der Meinung, daß es keine Wirkung ohne Nebenwirkung gebe und daß nur der große medikamentöse »Hammer« zum Heilerfolg führe, aber diese alten Vorurteile sind mit den vorliegenden Rezepten leicht zu widerlegen.

Vertrauen Sie Ihrem Instinkt

Die Heilteemischungen bestehen aus Kräutern, die sich bei den genannten Beschwerden im Laufe von Jahrhunderten bewährt und schon Tausenden von Menschen geholfen haben. Trotzdem: Die Garantie, daß jede dieser Teemischungen jedem Menschen hilft, kann hier nicht gegeben werden.

Kräuter haben nämlich auch ihre Eigenarten. Sie wirken manchmal bei bestimmten Menschen sehr gut, bei anderen weniger oder gar nicht!

Um Ihnen ein bißchen Spielraum zum Probieren zu geben, bekommen Sie Alternativen aufgezeigt. Sie werden bei fast allen Beschwerden eine Liste weiterer Kräuter vorfinden, aus denen Sie Ihren individuellen Tee mischen können, falls Ihnen die angegebene Mischung aus irgendeinem Grund nicht hilft. Haben Sie Mut, versuchen Sie es. Werden Sie bei der Auswahl Ihr eigener Arzt, vertrauen Sie Ihrem Instinkt und gern auch Ihren geschmacklichen Vorlieben!

Bitter muß nicht sein

Heiltees schmecken oft sehr skurril, aber wenn einer besonders bitter schmeckt, heißt daß noch nicht unbedingt, daß er auch besonders wirksam ist. Doch interessanterweise mögen die Leute, denen ein bestimmter Tee hilft, mit der Zeit auch seinen Geschmack ganz gerne, selbst wenn sie ihn zu Beginn eklig fanden. Wenn andere also Ihren Heiltee probieren und ganz schrecklich finden, heißt das gar nichts – weder für Sie, noch für die anderen, noch für den Tee. Wichtig ist, daß er Ihnen schmeckt und hilft!

Die individuelle Mischung –
selbst hergestellt

Natürlich können Sie sich ganz genau an die konkreten Rezeptbeispiele halten. Aber Sie dürfen auch variieren: Suchen Sie sich aus jeder der angegebenen Geschmacksrichtungen (zum Beispiel herb, süß oder aromatisch) einige Kräuter aus. Wichtig ist, daß sich eine Teemischung aus fünf bis sieben Bestandteilen ergibt. Die Mixtur mehrerer Pflanzen ist sinnvoll, weil Mischungen erfahrungsgemäß besser vertragen werden als einzelne Bestandteile.

Als nächstes mischen Sie nun Ihre Kräuter zu gleichen Teilen zusammen. Als Dosierung gilt: Drei gehäufte Eßlöffel Tee-

Gemeinsam sind sie stärker
Kräutermischungen sind in der Regel wirkungsvoller und bekömmlicher als Tees aus nur einem oder zwei Bestandteilen. Mischen Sie deshalb immer fünf bis sieben Kräuter.

mischung für Ihre Tagesdosis von einem Dreiviertelliter. Das entspricht der Menge von drei großen Tassen.

Lassen Sie Ihre Kräutermischung nach dem Übergießen 10 bis 15 Minuten lang ziehen. Der Tee soll kräftig gefärbt sein und kräftig schmecken. Sie dürfen ihn übrigens ohne weiteres mit Zucker oder Honig süßen.

Da ein solcher Heiltee nur etwa 24 Stunden lang halten wird (den Wirkungsverfall erkennen Sie am schlechter werdenden Geschmack), ist es sinnvoll, sich jeden Morgen die Menge für den ganzen Tag aufzugießen. Eine gute Idee, wenn Sie berufstätig sind: Nehmen Sie sich eine Thermosflasche in die Firma mit, und trinken Sie mehrmals täglich ein paar Schluck nebenher. Morgens, mittags und abends eine große Tasse ist natürlich auch in Ordnung. Der Tee kann ruhig kalt werden; er wirkt dann noch genauso gut.

Heiltees sind keine Frühstückstees!

Vorsicht bei Dauergebrauch
Auch wenn Heiltees harmlos sind – sie sind trotz allem ein Arzneimittel. Deshalb sollten sie nicht länger genommen werden, als es die Behandlung erforderlich macht.

Verwechseln Sie Ihre Heilteemischungen bitte nicht mit Frühstückstees! Hier geht es um Arzneimittel, und es ist falsch, sie über lange Dauer hinweg regelmäßig einzunehmen. Der Behandlungsprozeß mit einem Rezept sollte spätestens nach zwei Monaten abgeschlossen sein.

Beginnen Sie zunächst mit einer einmonatigen Teekur. Danach müssen Sie wegen der Gewöhnungsgefahr unbedingt eine Pause einlegen. Sie werden zwar nicht gerade süchtig auf Ihren Tee, aber es kann passieren, daß die Wirkung der Kräuter nachläßt, wenn sie regelmäßig über einen zu langen Zeitraum eingenommen werden. Nach einigen Tagen dürfen Sie dann weitermachen, und zwar mit der gleichen Kur nochmal vier Wochen.

Neue Kur, neues Rezept

Wenn Sie das Gefühl haben, die Teekur hat Ihnen gutgetan, und Sie möchten weitermachen – kein Problem. Für Ihre neue Teekur müssen Sie allerdings das Rezept ändern, den gleichen Tee sollten Sie erstmal absetzen. Legen Sie eine Pause von mindestens 14 Tagen ein, und probieren Sie danach eine andere Kräutermischung aus.

Seelische Leiden von A bis Z

Abhängigkeit

Zur Klarstellung: Hier geht es nicht um körperlich süchtig machende Drogen, sondern um die große Zahl der gesellschaftlich akzeptierten, psychisch wirkenden Suchtmittel. Das können Lotto und Roulette genauso sein wie der Fernseher oder das Internet. Viele Menschen sind in irgendeiner Form von etwas abhängig – oft, ohne sich darüber im klaren zu sein. Es geht hier um eine psychische Abhängigkeit, wie sie bei den genannten Süchten in Reinform auftritt und bei Alkohol, Zigaretten und ähnlichen Drogen die körperliche Abhängigkeit begleitet.

Was ist Abhängigkeit?

Das Wort »Sucht« leitet sich nicht nur sprachlich von dem Begriff »Suche« ab. Der Süchtige sucht etwas – und das ist eigentlich gut. Nur: Er macht auf seiner Suche zu früh halt und bleibt auf einer Ersatzebene stecken. Das Suchen endet also nicht mit dem Finden des Gesuchten, was den Sucher ja erlösen würde, sondern irgendwo unterwegs. Der Süchtige glaubt, sein Ziel sozusagen auf halber Strecke gefunden zu haben. Statt seinen beschwerlichen Weg mit allen Irrnissen und Wirrnissen weiterzugehen, verleibt er sich bildlich gesprochen sein Ersatzziel ein – und muß zu seinem Erstaunen feststellen, daß er nie richtig »satt« wird. So muß er immer mehr von seiner Ersatznahrung zu sich nehmen, doch mit dem Essen wächst der Hunger.

Der Abhängige gesteht sich nicht ein, daß er eigentlich nach seinem echten Ziel weitersuchen müßte. Angst und Bequemlichkeit halten ihn davon ab. Egal, ob es sich bei dem Suchtmittel um Geld, Macht, Vergnügen, Sex oder Computerspiele handelt: Als Erfahrung sind all diese Dinge in Ordnung. Doch es ist wichtig, sich wieder von ihnen lösen zu kön-

Begleitsymptome
Innere Unruhe und Gier, die sich zunehmend steigert und erst beruhigt, sobald das Suchtmittel in der Nähe ist oder konsumiert werden kann. Typisch für Abhängige: Ihr Versuch, ihr Problem vor anderen zu verharmlosen oder zu verheimlichen.

nen und sich weiterzuentwickeln. Genaugenommen ist Abhängigkeit eine Form von Feigheit, die Furcht vor der Weiterentwicklung der eigenen Persönlichkeit nämlich. Wir alle haben unsere Suchtstrukturen und betäuben immer wieder mal gerne unsere Seele. Denn der Gedanke, nicht festhalten zu dürfen und weiterziehen zu müssen, ist manchmal einfach kaum auszuhalten.

Wie entsteht Abhängigkeit?

Der Grundstein zu einer späteren Sucht wird schon im Baby- und Kleinkindalter gelegt. Wenn die emotionale Bedürftigkeit des abhängigen Wesens nach Angenommensein, Nähe, Geborgenheit, Wärme und Verständnis nicht genügend gestillt wurde, wird sie später auf äußere Ebenen verlagert. Schon früh versucht der Heranwachsende, seinen emotionalen Hunger durch Ersatzgüter zu befriedigen – zur Freude der gesamten Konsumindustrie, die letzten Endes nur auf solchen

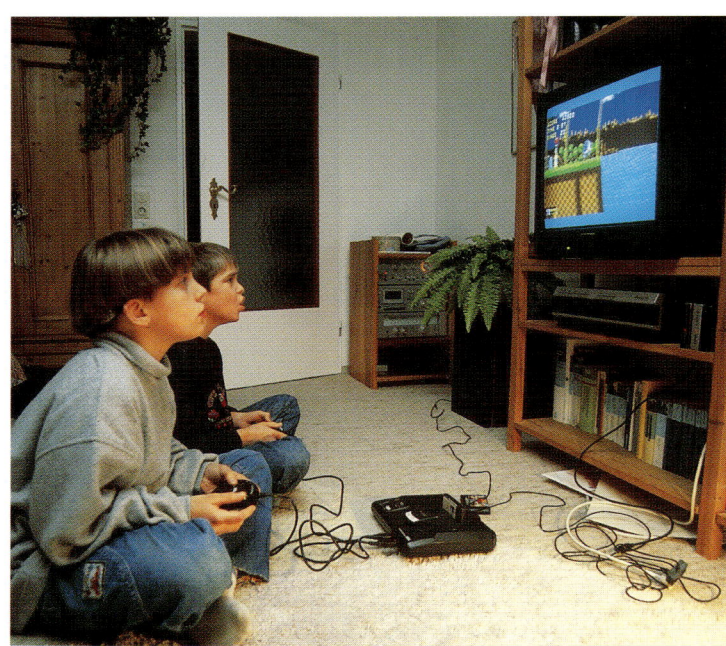

Jede Sucht fängt harmlos an. Aus dem täglichen Glas Wein zum Essen kann eine Alkoholabhängigkeit werden, aus dem gelegentlichen Videospiel eine zerstörende Spielsucht.

Mechanismen aufbaut. Zur Droge kann alles werden: Für den einen sind es Computerspiele, für den anderen der Freizeitsport mit immer tolleren Ausrüstungen, für wieder andere das Motorrad oder die Sekte, die Briefmarkensammlung, der Kaufrausch, das Fernsehen oder das Essen. Was uns abhängig macht, hängt von dem dominanten Thema ab, nach dem wir uns sehnen. Die folgenden Beispiele beschreiben einige der gängigsten Ersatzhandlungen.

Arbeitssucht: Hier geht es darum, sich von inneren Konflikten und fälligen Entscheidungen abzulenken und durch Leistung Anerkennung zu holen.

Fernsehsucht: Menschen, die sich privat und im Job ständig disziplinieren müssen, verlernen mit der Zeit, ihre eigenen Impulse und Bedürfnisse zu spüren. Sie werden nach und nach innerlich immer unbeweglicher und unlebendiger und isolieren sich. Diese Vereinsamung und Kontaktarmut schafft den Boden dafür, sich das Leben über den Fernseher nach Hause zu holen.

Beziehungssucht: Diese Menschen fühlen sich ohne Partner wertlos und unzulänglich. Ihr Leben dreht sich nur darum, eine bestehende Partnerschaft zu sichern oder nach einer Trennung sofort nach einer »anderen Hälfte« zu suchen.

Sucht nach starkmachenden Attributen: Dazu gehören schnelle Autos ebenso wie Uniformen, Waffen oder abgerichtete Hunde. Menschen mit solchen Vorlieben suchen in äußerlichen Dingen den Schutz und die Stärke, die sie in sich vermissen. Spirituelle Heiler behaupten, innerlich schwache Menschen hätten Löcher in ihrer Aura und seien dadurch für andere leichter manipulierbar.

Diese Kräuter können helfen

Kräuter allein befreien sicher nicht vom Problem der Abhängigkeit, denn es geht um sehr tiefsitzende psychische Prägungen. Trotzdem ist die Phytotherapie hier am richtigen Platz. Sie hilft zum Beispiel, den »inneren Schweinehund« zu besiegen, wenn man einmal beschlossen hat, freier und unabhängiger zu werden. Ganz sicher unterstützend wirken die Pflanzenwirkstoffe auch, wenn es um eine Linderung der psychischen

Formen der Sucht
Lassen Sie sich nicht täuschen: Süchtig ist nicht nur der, der an der Nadel hängt oder Haus und Hof am Spieltisch verzockt. Auch gesellschaftlich völlig anerkannte Tätigkeiten können zur Sucht werden, wie es etwa beim vielzitierten »workoholic« der Fall ist.

Entzugssymptome wie Nervosität und Unruhe geht (siehe auch Fertigpräparate).

Mit Tee gegen die Abhängigkeit

Mischen Sie insgesamt vier bis zehn Kräuter, mindestens eines von jeder Eigenschaft:

- Würzig-warm, teilweise scharf : Thymian, Quendel, Wermut, Dost (Oregano), Beifuß, Salbei, Zimt, Gewürznelke
- Sonderbar schmeckend: Brennesselblätter und Baldrian
- Bitter: Gamander oder Edelgamander, Wermut, Beifuß
- Dornig: Rose, Berberitze, Eleutherokokkus

Ihr Heiltee gegen Abhängigkeit hat folgendes Ziel: Er stärkt den Willen und schließt die durchlässige Aura, um Sie von äußeren Einflüssen besser abzuschirmen.

Die Teemischung, die Ihnen nach einigem Ausprobieren am meisten zusagt, ist jedem Fertigarzneimittel haushoch überlegen. Testen Sie also ruhig ein paar Mischungen, und bleiben Sie einige Tage dabei. Wenn es Ihnen nicht bald besser geht, probieren Sie andere Zusammensetzungen. Lassen Sie Ihren Instinkt mit allen seinen Vorlieben und Abneigungen mitmischen. Die verbindliche Empfehlung für einen Tee, der allen hilft, kann es nicht geben.

Unverbindlicher Rezeptvorschlag für einen Tee
Dost, Thymian, Eleutherokokkus, Rose, Wermut, Zimt.

Fertigpräparate

Gegen seelische Tiefs und nervöse Unruhe während des psychischen Entzugs helfen Johanniskrautpräparate. Fragen Sie nach einem etwas niedriger dosierten Mittel, das Sie, falls es nötig sein sollte, auch über einen längeren Zeitraum nehmen können. Zum besseren Einschlafen am Abend empfehlen sich Fertigarzneien mit Mischungen aus Passionsblume, Baldrian und Hopfen.

Was Sie sonst noch tun können

- Psychotherapie, Verhaltenstherapie, Gesprächstherapie
- Beim Entzug von Zigaretten: die Kombination von Ohraku-punktur mit homöopathischen Anti-Nikotinum-Tropfen von Röwo.
- Hypnotherapie ist sehr wirkungsvoll bei allen Formen der Abhängigkeit.
- Über sich reden, sich geeignete Gesprächspartner suchen. Das hilft immer, vor allem aber, wenn der innere Druck zu groß wird.
- Sport, gutes Essen, sich verwöhnen.

Was jetzt garantiert nicht hilft
Sich seine Abhängigkeit nicht eingestehen oder vor anderen verharm-losen. Heimlich die Droge konsumieren, von der Sie eigentlich weg-kommen wollen.

Aggressivität

Wann wird Aggressivität krankhaft?

Aggression ist eigentlich eine sehr menschliche Reaktion auf bedrohliche Ereignisse. Was die Natur in Jahrmillionen ent-wickelt hat, um den Menschen als Art überleben zu lassen, bekommt man nicht in einigen Jahrhunderten kultureller Entwicklung wieder aus den Genen heraus.

Und das will auch keiner. Denn wir alle brauchen diese Lebensenergie auch heute noch: Um nein sagen zu können, wenn uns etwas zuviel wird, um unsere Bedürfnisse und Ziele durchzusetzen. Eine gesunde Portion Aggressivität versetzt uns in die Lage, zu kämpfen, uns zu wehren, uns zu verteidi-gen und Schwächere zu beschützen. Eine ungesunde Wen-dung bekommt dieses menschliche Urtgefühl erst, wenn es zu Ausbrüchen führt, die der Situation nicht angemessen sind.

Unkontrollierte Wutanfälle sind für alle Beteiligten schlimm. Doch in unserer Gesellschaft kommt es immer noch sehr darauf an, wer so »außer sich« gerät: Männer dürfen es sich viel eher erlauben, in totale Rage zu geraten. Frauen hin-gegen werden schnell als hysterische Zicke abgestempelt, als Hexe, Krampfhenne oder Hausdrachen.

Die Opfer von Aggressionsausbrüchen sind – leider – mei-stens wieder mal die Schwächeren. Eine typische Situation

Begleitsymptome
Unkontrollierte Wutaus-brüche, zornige Grund-stimmung, Reizbarkeit, Eifersucht. Dieser Mensch ist schnell auf hundert und bekommt, wenn er wütend ist, rote Flecken an Kopf und Hals. Er neigt zu Blut-hochdruck und zu vor-schnellen, unüberlegten Handlungen. Während seiner Wutanfälle kann er sich kaum mehr brem-sen und wird unter Umständen sogar gewalttätig.

einer unkontrollierten Entladung: Ein Angestellter hat sich in der Firma über den Chef geärgert, traute sich aber nicht, sich zur Wehr zu setzen. Mit seiner angestauten Wut im Bauch kommt er nach Hause. Als er feststellen muß, daß der Sohn die Zeitschrift mit dem Fernsehprogramm weggeworfen hat, entlädt sich die ganze Aggression an seinem Zwölfjährigen.

Zeichen von Schwäche

Ein anderer, sehr häufig auftretender Aggressionstyp ist der, der sich aus einem Selbstwertmangel heraus sehr leicht gekränkt und kritisiert fühlt. Er glaubt, sich prinzipiell aggressiv verteidigen und gegen Angriffe wehren zu müssen, er wittert überall Feinde und Übergriffe auf sein Revier. Typischer Standardsatz des eifersüchtigen Halbganoven: »Sie haben meine Dame angemacht!«

Menschen dieses Schlags fühlen sich bereits angegriffen, wenn andere nur eine andere Sichtweise oder Meinung haben. Jeder Anflug von Kritik bedroht sofort ihre ganze Person.

In bestimmten Streßsituationen kann aber auch ansonsten ganz sanften Charakteren die Galle überlaufen. Wenn einem alles zuviel wird, wenn man sich zu lange zurückgehalten hat, dreht man irgendwann halt mal durch, und dann kommt die Wut übertrieben stark, am falschen Ort, zum falschen Zeitpunkt und an der falschen Person heraus.

Wie entsteht übertriebene Aggressivität?

Problematisch ist der falsche Umgang mit aggressiven Gefühlen. Viele von uns haben nur zwei Möglichkeiten gelernt, mit ärgerlichen Gefühlen umzugehen: Entweder wir unterdrücken sie, oder wir lassen sie unkontrolliert heraus. In letzterem Fall kommt sie destruktiv zu uns zurück, denn Wutanfälle hinterlassen bei einem selbst und bei anderen seelische Scherben. Wir fühlen uns miserabel und schuldig wegen unseres ungerechten Verhaltens. Doch übertriebene Aggressivität ist kein Charakterzug, den man für immer behalten muß. Jeder Mensch kann einen konstruktiven Umgang mit seiner Wut lernen.

Das richtige Maß
Im Lauf seiner Geschichte hat der Mensch sich antrainiert, viele aggressive Verhaltensweisen zu unterdrücken. So begrüßenswert diese Entwicklung ist – oft wird am falschen Platz mit Wut und Ärger gespart. Ein deutliches Wort zur rechten Zeit, ein reinigendes Gewitter tut keinem weh und hilft den prekären Aggressionsstau zu vermeiden.

Bestimmt sein, ohne zu verletzen

Das wichtigste dabei ist, den Ärger nicht zu unterdrücken, sondern eine passende Form zu finden, seinen Unmut zu äußern. Sagen Sie, ohne den anderen zu verletzen, in ruhigem, klarem Ton nein, wenn Ihnen danach zumute ist. Haben Sie den Mut, sich abzugrenzen.

Oder ziehen Sie Konsequenzen: Wenn Ihnen etwas auf die Nerven geht, nehmen Sie dieses Gefühl ernst. Sagen Sie: »Es reicht mir, ich will nicht mehr.« Auf diese Weise wird der aggressive Impuls positiv umgesetzt und zum hilfreichen Anstoß. Voraussetzung für den konstruktiven Umgang mit Aggression ist allerdings, daß Sie herausfinden, was Ihnen wirklich gegen den Strich geht.

Diese Kräuter können helfen

Die Kräuter gegen übermäßige Aggressivität sind die gleichen wie die für die Leber. Sie schmecken wie das Leben: überwiegend bitter, manchmal ein wenig süß.

Der Zorn und die Leber

Daß dem Wütenden »die Galle überläuft«, behauptet der Volksmund nicht umsonst. Die ganzheitliche Heilkunst ord-

---

Mit Tee gegen Aggressivität

Das bei weitem wichtigste Kraut für Ihr Lebensthema heißt Damiana. Phytologen bezeichnen es gerne als das »Mittel der Nächstenliebe«.

Suchen Sie aus jeder der folgenden Geschmacksrichtungen mindestens eine Pflanze aus. Insgesamt soll Ihre Teemischung etwa fünf Bestandteile enthalten.

- Warm-aromatisch: Damiana
- Harzig, bitter-aromatisch: Ehrenpreis, Eisenkraut, Johanniskraut, echter Gamander oder Tausendgüldenkraut
- Süß: Sternanis

Aromatische Düfte gegen Reizbarkeit
Am besten helfen Kamille, Lavendel, Majoran, Zypresse.

net Gefühle wie Aggressivität, Ärger und Wut den Organen Leber und Galle zu. Auch wenn man heute keine organischen Ursachen für erhöhte Aggressivität mehr in der Leber sucht – die umgekehrte Ursache-Wirkung-Kette kann sehr wohl bestehen. Es kann also tatsächlich so sein, daß der Zorn auf Dauer diesem Organsystem schadet. Lassen Sie sich also hin und wieder untersuchen, wenn Sie mit Ihren Aggressionen auffällig häufig Probleme haben.

Auch Ihre Teekur schlägt unter Umständen besser an, wenn Sie begleitend ein gutes, pflanzliches Lebermittel nehmen. Fragen Sie Ihren Arzt oder Apotheker, und probieren Sie eines aus!

Was jetzt garantiert nicht hilft
Ärger und Aggression unterdrücken und anstauen lassen. Sich schuldig fühlen, wenn Sie doch wieder Ihre Wut rausgelassen haben. Das nächste Mal können Sie's besser.

Fertigpräparate
- Wermuttinktur (dreimal täglich 10 bis 3o Tropfen in einem halben Glas Wasser)
- Kneipp-Teebeutel Galle- und Lebertee, Cholaflux, Knufinke Leber- und Gallentee.

Was Sie sonst noch tun können
- Bleiben Sie cool. Versuchen Sie, die Dinge des Lebens lockerer zu nehmen, üben Sie sich in buddhistischer Gelassenheit.
- Mit mehr Diplomatie schaffen Sie sich Freunde. Auch Humor kann man üben – richtigen, wohlgemerkt: Lachen Sie auch mal über sich selbst, statt sich über andere lustig zu machen
- Wenn Sie spüren, daß die Wut wieder hochsteigt: Ein paarmal tief durchatmen und bis zehn zählen. Gehen Sie weg vom Ort des Geschehens. Versuchen Sie sich aus der Distanz einen Überblick zu verschaffen.
- Treiben Sie viel Sport. Erleichterung bringen aggressionsabbauende Kampfsportarten wie Judo oder Karate.
- Hören Sie auf, sich fortwährend ungerecht behandelt vorzukommen und überall Angriffe zu wittern.
- Gehen Sie in ein Antiaggressionstraining. Dort lernen Sie in kleinen Schritten, sich nicht von aggressiven Impulsen überschwemmen zu lassen.

Angst

Was ist Angst?

Eigentlich ist Angst ein ganz normaler, gesunder Reflex. Er hindert uns daran, blindlings eine stark befahrene Straße zu überqueren oder uns einem fauchenden Tiger zu nähern. Diese natürliche, schützende Angst macht aber nur etwa zehn Prozent unserer Angstgefühle aus. Die restlichen rund 90 Prozent – das sind die fiktiven Ängste vor nicht real existierenden Gefahren. Sie können unsere Grundeinstellung zum Leben prägen.

Wie entsteht Angst?

Die Basis für übertriebene Angstgefühle wird meistens in der Kindheit gelegt. Kinder reagieren auf jede Art von Bedrohung sehr schnell mit Angst. Im Gegensatz zu Erwachsenen sind sie aber nicht in der Lage, alleine mit diesen Gefühlen fertig zu werden. Sie brauchen ganz dringend Schutz und Trost von außen. Nur wenn eine Bezugsperson das Kind beruhigt und ihm ein Gefühl der Sicherheit vermittelt, kann die Angst aufhören und verschwinden.

Leider sind viele von uns als Kind schon sehr früh mit ihrer Angst alleine gelassen worden. Teils, weil unsere Mütter oder Erzieher überfordert waren, teils, weil sie unsere Ängste nicht ernst nahmen oder meinten, Kinder sollten nicht verwöhnt werden. Noch heute werden weinende Babys in ein Zimmer abgeschoben, wo man sie nicht hört. Solche Kinder machen schon sehr früh die Erfahrung: Die Angst hört nicht auf.

Allein mit der Angst

Wenn ein Kind immer wieder seine ganze Abhängigkeit, Hilflosigkeit und Schutzlosigkeit spüren muß und dabei Todesängste aussteht, wird dieses Gefühl zu seinem Lebensgefühl. Im Laufe des Heranwachsens entwickeln Menschen normalerweise mehr und mehr Selbstvertrauen. Sie fühlen sich zunehmend in der Lage, sich zu behaupten, für sich zu sorgen – und sich zu schützen. Bei Kindern, die zu oft in ihrer Angst

Begleitsymptome

Ängstliche Grundstimmung, Neigung zu flachem Atem, Spannungskopfschmerz, funktionelle Verdauungsstörungen, labiler Kreislauf, Beklemmungsgefühle ohne klare Ursache, gedrosselte Lebenslust, Passivität. Die betroffenen Menschen sind oft grüblerisch, machen sich ständig Sorgen und wirken häufig verzagt. Weil sie nur schwer Entscheidungen treffen können, zögern sie diese so lange hinaus, bis sie von den Ereignissen überrollt werden – oder bis andere die Entscheidung treffen. Auch Veränderungen ihrer Gewohnheiten erleben sie als bedrohlich. Der (Er-)Lebensraum wird immer enger.

alleine gelassen wurden, kann diese innere Selbständigkeit nicht wachsen. Stattdessen wird die Angsterfahrung aus der Kindheit zum Glaubenssatz, zum Motto für den Rest des Lebens: »Ich bin nicht in der Lage, mich selbst zu schützen, ich fühle mich hilflos, trostlos und ohnmächtig meiner Angst ausgeliefert. Andere Menschen haben Macht über mich, ich werde von Situationen überrollt und kann mich nicht wehren.«

Natürlich ist dies den meisten Menschen nicht bewußt. Wenn man sie nach ihren Beschwerden befragt, klagen sie eher über diffuse Beklemmungsgefühle oder über unerklärliche Stimmungstiefs. Im vertrauten Rahmen sind solche Ängste oft kaum spürbar. Doch jede kleinste Veränderung, alles Neue und Unbekannte kann das lauernde Monster aufwecken. Egal, ob eine Reise bevorsteht, ein Wohnungswechsel oder eine Party mit lauter unbekannten Gesichtern.

Wenn Sie sich in diesen Schilderungen erkannt haben, sollten Sie bedenken, daß Sie sich mit dieser Strategie um viele schöne Erfahrungen bringen. Unsere mutmachenden Kräuter unterstützen Sie auf dem Weg zu einem reicheren und lebendigeren Leben.

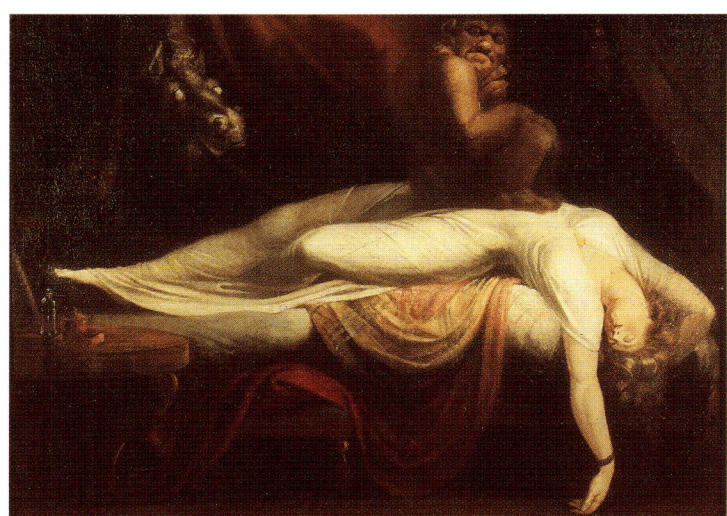

»Die Nachtmahr« von Johann Heinrich Füssli. Immer wiederkehrende Alpträume haben tiefsitzende psychische Ursachen.

Diese Kräuter können helfen

Heilkräuter allein sind nicht in der Lage, eine so tiefsitzende Störung wie Angst zu besiegen. Aber sie unterstützen Prozesse zur Angstbewältigung, auch während einer Psychotherapie.

Mit Tee gegen die Angst	
Wählen Sie aus jeder Geschmacksrichtung ein bis zwei Kräuter aus:	• Süß und angenehm: Echtes Labkraut, Schlüsselblume, Sternanis.
• Bitter: Eisenkraut, Gamander, Echter Ziest • Streng und scharf: Engelwurz, Thymian • Aromatisch: Nelkenwurz, Salbei, Dost	Zur Ergänzung dieser Teekur empfiehlt sich ein homöopathisches Eisenpräparat, z. B. Ferrum phosphoricum D6. Dreimal täglich eine Tablette.

Kräutertee aus dem Gewürzregal
Eine tolle Kräutermischung für verzagte Naturen gibt es in jedem Supermarkt: Herbes de Provence.
Würzen Sie damit so viele Speisen wie möglich. Und kochen Sie sich daraus ruhig mal einen Tee!

Kava-Kava – exotischer Wirkstoff gegen die Angst

Die Hersteller von Pflanzenarzneien haben seit einiger Zeit ein neues Lieblingsmittel: Kava-Kava, ein Strauchgewächs aus der Südsee. Der daraus gewonnene Wirkstoff ist die Neuentdeckung unter den Phyto-Tranquilizern und dürfte in den nächsten Jahren einen ähnlichen Boom haben wie das Johanniskraut.

Für die Völker der Südsee ist Kava-Kava eine uralte Heilpflanze. Sie dient ihnen seit Jahrhunderten als vertrautes Psychopharmaka. Aus dem Wurzelstock bereiten die Insulaner ihren bitter schmeckenden Kava-Kava-Trunk, den sie in feierlichen Ritualen zu sich nehmen. Der Genuß des Getränks ruft einen Zustand angenehmer geistig-seelischer Entspannung und Angstfreiheit bei gleichzeitig eher erhöhter geistiger Aktivität hervor. Kava-Kava hat also einen beruhigenden, angstlösenden Effekt, ohne müde zu machen.

Bei längerer Einnahme kann es allerdings zu einer Gelbfärbung der Haut kommen, was auf den Farbstoff Flavokawain in der Kavawurzel zurückzuführen ist. Das ist zwar nicht besonders schön, aber völlig ungefährlich – auch wenn mancher im ersten Moment an Gelbsucht denkt. Wenn man den Wirkstoff nicht mehr zu sich nimmt, verschwindet die Verfärbung.

Fertigpräparate aus Kava-Kava

Angstlösende Pflanzenpräparate, die sogenannten »Phyto-Anxiolytica«, enthalten manchmal zusätzlich zum Hauptwirkstoff Kava-Kava noch ergänzende Kräuter (Johanniskraut, Baldrian, Hopfen, Passionsblume) – für den Fall, daß die Angstzustände mit Unruhe oder Schlafstörungen einhergehen.

Reine Kava-Kava-Mittel haben den großen Vorteil, daß sie trotz ihrer entspannenden Wirkung nicht müde machen. Sie eignen sich deshalb sehr gut als Tages-Beruhigungsmittel. Ein gutes Beispiel für so ein Monopräparat ist Kavatino® von Bionorica.

Breite Wirkungspalette

Dieses reine Kava-Kava-Produkt wurde für eine sehr breite Palette nervöser Angst-, Spannungs- und Unruhezustände entwickelt. Alles in allem stabilisiert dieses Mittel die Psyche, indem es die Gedanken und Gefühle von übertriebener Anspannung löst. Man kann viele Dinge wieder aus einem gelasseneren Blickwinkel betrachten.

Auch wenn Sie wegen Ihrer Beschwerden in ärztlicher oder psychotherapeutischer Behandlung sind, kann ein Kava-Kava-Mittel wie Kavatino® Ihre Therapie sehr gut unterstützen. Sollte Ihnen Ihr Arzt Barbiturate, Benzodiazepine oder andere Psychopharmaka verschrieben haben: Fragen Sie ihn, ob und wie Sie mit diesem Präparat die Dosis Ihres chemischen Medikaments reduzieren können.

Kavatino® wurde bewußt etwas niedriger dosiert, damit man es individuell dosieren und länger einnehmen kann. Trotzdem besteht keine Gefahr, davon abhängig zu werden! Fragen Sie aber trotzdem einen Arzt oder Apotheker, wenn Sie höher dosieren möchten oder das Präparat länger einnehmen wollen als im Beipackzettel empfohlen.

Aromatische Düfte gegen Angst
Jasmin, Patschuli, Rose, Salbei, Sternanis, Thymian, Vanille, Ysop, Zimt.
Füllen Sie mit diesen wunderbaren Essenzen Ihre Duftlampe, oder geben Sie ein paar Tropfen davon zusammen mit einem Eßlöffel Sesamöl ins Badewasser – und lassen Sie Ihre Ängste und Sorgen davonschwimmen.

Lassen Sie sich reizen!

Typisch für vorsichtige Menschen ist ihre Vorliebe für reizlose, milde Kost. Deshalb: Wenn Sie zu den eher zaghaften Naturen zählen, sollten Sie es sich zur Aufgabe machen, sich langsam an schärfere Geschmäcker zu gewöhnen – auch wenn's am Anfang schmerzen kann. Mögen Sie es bereits gerne scharf oder scharf und süß, wie zum Beispiel in der asiatischen Küche, sind Sie auf dem richtigen Weg!

Was Sie sonst noch tun können

Ängstliche Menschen werden nicht von heute auf morgen zu Helden. Ihre einzige Chance ist, ihre Angst schrittweise zu überwinden. Dabei können die unterschiedlichsten Heilverfahren und Trainingsmethoden helfen.

- Psychotherapie, Gesprächstherapie, Psychoanalyse, Gestalttherapie. Ihr Ziel: Das Selbstvertrauen, das in der Kindheit nicht reifen konnte, soll zu einem späteren Zeitpunkt nachreifen.
- Akupunktur. In der chinesischen Medizin ist die Angst dem Nieren- und Blasenmeridian zugeordnet, der sich vom Kopf bis zu den Füßen durch den ganzen Körper hindurchzieht. Viele Störungen im Verlauf dieses Meridians können auf Angst zurückgeführt werden. Diese Methode hilft also vor allem, wenn die Angst sich körperlich ausdrückt, zum Beispiel durch unerklärliche Schmerzen oder Schwindelanfälle.
- Homöopathie. Lassen Sie sich aber nur von einem erfahrenen homöopathisch arbeitenden Arzt oder Heilpraktiker behandeln, der sich die Zeit für eine sorgfältige Anamnese nimmt und sich mit Hochpotenzen auskennt.
- Hypnotherapie. Die Hypnose ist eine hervorragende Methode bei allen Angstkrankheiten, weil sie direkt auf das Unbewußte zugreift. Bei der Sitzung ändert der Klient quasi sein eigenes »Drehbuch« – er spielt Situationen auf eine andere Art durch und lernt so einen neuen Umgang mit der Angst.
- Entspannungstherapien. Sie verhelfen zu Ruhe und innerer Gelassenheit. Besonders hilfreich sind alle Methoden, die den Atem mit in den Heilprozeß einbeziehen: Atemtherapie, Yoga, Tai chi, Meditation.

Was jetzt garantiert nicht hilft
Viel Kaffee. Koffein beschleunigt die Pulsfrequenz. Das kann bei sensiblen Menschen Angstgefühle auslösen.
Betäuben der Angst durch Drogen oder Alkohol.
Alle angstauslösenden Situationen vermeiden.

Depressive Verstimmung

Hier geht es um die sogenannte »reaktive Depression«, also um ein kürzer oder länger anhaltendes Stimmungstief als Reaktion auf ein Verlusterlebnis. Wichtig ist: Diese Stimmungslage darf nicht mit der endogenen oder der larvierten Depression verwechselt werden, die unbedingt fachärztlicher Behandlung bedarf!

Was ist eine depressive Verstimmung?

Begleitsymptome
Niedergeschlagenheit und Traurigkeit, Weinerlichkeit. Man ist antriebslos, hat zu nichts Lust, grübelt ständig und zieht sich zurück. Weitere Symptome: Das Gefühl absoluter Hoffnungslosigkeit, Selbstzweifel, Schuldgefühle, oft gepaart mit innerer Unruhe und Schlaflosigkeit.

Psychologen sprechen im Zusammenhang mit depressiver Verstimmung oft von einer Trauerreaktion auf ein Verlusterlebnis oder auf einen Schicksalsschlag. Meistens geht es um die Trennung von einem geliebten Menschen (Liebeskummer), um den Tod eines nahen Angehörigen, oder es ist ein wichtiger Lebensinhalt verlorengegangen: Der Job wurde gekündigt, die eigene Firma machte Bankrott. Daß uns so ein Verlust mit Niedergeschlagenheit erfüllt, ist ganz normal und sogar heilsam. Je stärker man sich in die Trauer hineinfallen lassen kann, desto schneller findet man nach einer angemessenen Zeit wieder zurück ins normale Leben.

Wie entsteht eine depressive Verstimmung?

Wenn sich die resignative Lebenshaltung über längere Zeit hinzieht und zu viel Raum einnimmt, kann sie in einen Dauerzustand übergehen. Bei Menschen mit anhaltend depressiven Verstimmungen verfestigt sich die Trauer zu einer Lebenshaltung. Das kann passieren, wenn man nach einem tragischen Verlust über Jahre hinweg immer wieder vom Pech verfolgt wird oder seelische Prügel einstecken muß, zum Beispiel durch Demütigungen von nahestehenden Menschen. Typisch für solche depressiven Verfestigungen ist auch die Tendenz, andere für das eigene Unglück verantwortlich zu machen. Weil er sich nicht zutraut, sich selbst aus seiner Lage zu befreien, erwartet der depressiv Veranlagte dies oft von anderen.

Eine andere, häufige Variante ist die Winterdepression, die ganz konkret mit mangelndem Tageslicht während der Wintermonate zusammenhängt.

Diese Kräuter können helfen

Gegen seelische Tiefs sind viele Kräuter gewachsen. Das absolute Muß in allen Mischungen ist das Johanniskraut.

Mit Tee gegen depressive Tiefs

Mischen Sie fünf bis sieben der hier genannten Kräuter zu gleichen Teilen. Johanniskraut sollte auf jeden Fall dabei sein.

- Herb und bitter: Johanniskraut, Beifuß, Echter Ziest
- Herb: Liebstöckel, Lavendel, Salbei, Nelkenwurz, Bachnelkenwurz, Hopfen
- Bitter: Gamander, Benediktenkraut Eselsdistel
- Herzerfreuend aussehend: Echter Gamander, Melisse, Passiflora, Orangenblüte, Rosenblüte, Gänseblümchen, Schlüsselblume, Gauchheil
- Süß, angenehm schmeckend: Ringelblume, Schlüsselblumenblüte, Anissamen, Sternanis, Kardamon, Lakritze, Schachtelhalm, Rose, Passiflora.

Ihre Mischung könnte beispielsweise so aussehen: Johanniskraut, Nelkenwurz, Benediktenkraut, Rosenblüten, Gänseblümchen, Sternanispulver.

Zwei Spezialrezepte

Für hormonell bedingte Stimmungsschwankungen im Klimakterium: ein Tee zu gleichen Teilen gemischt aus Johanniskraut, Hopfen und Melisse.

Für alte Menschen, die sich als vom Leben abseits stehend empfinden: eine Mischung aus Johanniskraut, Weißdorn und Melisse.

Die Johanniskrautkur

Auch pur getrunken ist Johanniskrauttee ein wunderbares Mittel bei leichteren Gemütsverstimmungen. Bestes Beispiel: Die Winterdepressionen, die in den hiesigen Breiten unzählige Menschen Jahr für Jahr befällt. Um genügend Wirkstoffe zu sich zu nehmen, sollten Sie fünf Tassen am Tag trinken.

Zubereitung:

2 gehäufte Teelöffel Johanniskraut mit einem Viertelliter Wasser übergießen und bis zum Sieden erhitzen. Nach wenigen Minuten abseihen.

Die Kur sollte über vier bis sechs Wochen konsequent durchgeführt werden!

Superdroge Johanniskraut – der Lichtblick für dunkle Tage

Keine psychisch wirksame Pflanze hat in den letzten Jahren eine solche Blitzkarriere gemacht wie das Johanniskraut. Diese das Sonnenlicht speichernde Phytodroge ist inzwischen so gut erforscht und dokumentiert, daß sie bei Pflanzenherstellern, Phytotherapeuten und Laien gleichermaßen zum Lieblingsmittel gegen depressive Verstimmungen avancierte.

Mittlerweile schickt sich Johanniskraut sogar an, bei der Behandlung leichter bis mittlerer Depressionen den synthetischen Medikamenten den Rang abzulaufen: Ärzte der Gesellschaft für Biologische Krebsabwehr in Heidelberg haben bewiesen, daß der Wirkstoff Hypericin gegen depressive Verstimmungen genausogut wirkt wie chemische Psychopharmaka! Es muß nur hoch genug dosiert werden: Ein Trockenextrakt mit 900 Milligramm pro Tag erzielte bei dem Versuch die besten Wirkungen.

Wichtig zu wissen

Bevor Sie in die Apotheke oder zum Kräuterladen eilen, müssen Sie zwei wichtige Dinge über Johanniskraut wissen:

- Die aufhellende Wirkung tritt erst nach ein bis drei (!) Wochen ein. Legen Sie also nicht nach ein paar Tagen die Packung enttäuscht aus der Hand. Stellen Sie sich auf eine längere Einnahmezeit von mindestens zwei bis drei Monaten ein. Bei Winterdepressionen können Sie Johanniskraut ruhig den ganzen Winter über nehmen. Schädliche Wirkungen sind nicht zu befürchten.
- Eine Nebenwirkung hat Johanniskraut aber – möglicherweise auch bei Ihnen: Es steigert die Photosensibilität. Vor allem helläugige und hellhäutige Menschen können schneller als sonst einen Sonnenbrand oder sonnenbrandähnlichen Hautreizungen bekommen, wenn sie während der Einnahme in die Sonne (oder ins Solarium, das kommt aufs Gleiche heraus!) gehen. Wenn Sie also der Winterdepression durch einen Urlaub in der Sonne entgehen wollen, sollten Sie das Mittel vorher absetzen!

Wichtig

Wenn Sie das Gefühl haben, sich von einem Schicksalsschlag nicht zu erholen und immer tiefer in ein seelisches Loch zu fallen, sollten Sie dringend ärztliche oder psychologische Hilfe suchen. Fragen Sie Ihren Arzt, ob er Ihnen statt eines synthetischen Antidepressivums ein hochdosiertes Johanniskrautpräparat verschreiben kann!

Fertigpräparate

Seien Sie bitte kritisch beim Kauf von Johanniskrautpräparaten. Einige sind sehr niedrig dosiert und enthalten nicht die für eine Wirkung nötige Mindestmenge. Nach Meinung der vom Bundesinstitut für Arzneimittel berufenen Sachverständigenkommission E ist ein Gehalt von 0,2 bis 1 mg Gesamthypericin (so werden die Wirkstoffe des Krauts genannt) pro Tag notwendig, was 600 bis 900 mg Trockenextrakt entspricht. Fragen Sie Ihren Apotheker nach einem geeigneten Produkt.

Düfte gegen dunkle Gedanken

Der Geruch ätherischer Öle wirkt direkt auf Ihr Gemüt. Ein Geheimtip gegen depressive Verstimmungen ist Neroli, der wunderbare Duft von Orangenblüten. Antidepressive Düfte können Sie auf die unterschiedlichste Art zum Einsatz bringen:
- Tropfen Sie Neroli in Ihre Duftlampe.
- Mischen Sie ein paar Tropfen Neroli mit Jojobaöl (aus der Apotheke), und tragen Sie die Mischung in einem Riechfläschchen bei sich.
- Andere Aufhellerdüfte sind Bergamotte, Jasmin, Rose, Sandelholz, Ylang Ylang, Geranium, Wachholder und Zirbelkiefer.
- Beispiel für einen Gute-Laune-Badezusatz: 8 Tropfen Lavendel, 3 Tropfen Jasmin, 4 Tropfen Ylang Ylang mit 2 EL Sahne mischen und ins einlaufende Badewasser schütten.

Was Sie sonst noch tun können

- Bringen Sie Bewegung in Ihr Leben – äußerlich und innerlich. Äußerlich auf Trab bringen Sport oder Yoga. Innerlich unterbrechen lustige Filme oder Begegnungen mit Menschen das ständige Grübeln.
- Lernen Sie in einer Psychotherapie, gut zu sich zu sein.
- Sorgen Sie gezielt für soziale Aktivitäten. Planen Sie schöne Reisen mit anderen oder gemeinsame Unternehmungen.
- Speziell bei lichtmangelbedingter Winterdepression: Gehen Sie täglich – auch bei schlechtem Wetter – um die Mittagszeit herum eine halbe Stunde lang spazieren, und benutzen Sie zu Hause Tageslichtlampen.

Warnung
Mittel, in denen Johanniskraut und Rauwolfia kombiniert werden, gelten nach neueren Forschungen als fragwürdig, weil Rauwolfia Depressionen sogar auslösen kann.

Was jetzt garantiert nicht hilft
Sich daheim verkriechen und den ganzen Tag vor dem Fernseher verbringen, mit niemandem über sich reden, wahllos Schokolade in sich hineinstopfen, Flucht in den Alkohol oder Drogen.

Erschöpfung (Burnout-Syndrom)

Was ist Erschöpfung?

Das Gefühl, völlig ausgelaugt zu sein, ist ein Signal, daß das Maß der Belastung überschritten wurde. Körper und Geist brauchen jetzt dringend eine Regenerationsphase, um danach auf einem höheren Energieniveau weitermachen zu können.

Wie entsteht Erschöpfung?

Begleitsymptome

Ständige Müdigkeit, Abgespanntheit, Konzentrationsstörungen, inneres Ausgebranntsein, Kraftlosigkeit, Vergeßlichkeit, das Gefühl geistig nicht mehr auf der Höhe zu sein, geschwächte Körperabwehr, ständige Erkältungen, erhöhtes Schlafbedürfnis, Widerstand gegen weitere Belastungen.

Erschöpfung entsteht durch starke innere und äußere Belastungen. Bei entsprechender Veranlagung können Wetterumschwünge genauso schlauchen wie hormonelle Veränderungen. Meistens hängt ein Erschöpfungszustand mit privatem und/oder beruflichem Dauerstreß zusammen. Wer dazu noch länger keinen Urlaub mehr gemacht hat, hat irgendwann keine Reserven mehr.

Der moderne Begriff »Burnout-Syndrom« wird gerne im Zusammenhang mit gestreßten Managern gebraucht, die ihre körperliche und mentale Leistungsfähigkeit über alle Maßen strapazieren. Interessanterweise leiden nur selten die ganz hohen Tiere unter diesem Ausgebranntsein (vielleicht, weil sie genau wissen, wie wichtig Entspannung ist), sondern ehrgeizige Aufsteiger.

Besonders prädestiniert für Erschöpfungszustände sind Ärzte und Menschen in pflegenden und dienenden Berufen. Ein weiteres klassisches Beispiel: Die doppelt- und dreifachbelastete, berufstätige Mutter und Hausfrau, die zu Hause ihre ganze Energie in das Geben, Sorgen, Friedenstiften und Mitleiden investiert. Da bleiben die eigenen Bedürfnisse über Jahre auf der Strecke.

Erschöpfung ist oftmals nur ein Vorbote für wirkliche seelische oder körperliche Zusammenbrüche. Ernste Anzeichen sind ständige Erkältungen und das Gefühl, daß die Freizeit nicht ausreicht, um sich zu erholen. Seelische Warnzeichen sind akute, phobische Ängste, zum Beispiel vor einem Herzinfarkt. Typischer Ausspruch eines Erschöpften: »Ich schaff' das nicht mehr. Mir ist alles zuviel.«

Diese Kräuter helfen durchzuhalten

Die Kräuterkunde hat für zwei sehr unterschiedliche Erschöpfungssituationen sehr gute Mittel parat. Wenn Sie unbedingt noch eine Zeitlang durchhalten müssen, etwa weil Sie mitten in der Diplomarbeit stecken, weil ein Abgabetermin für ein Projekt ins Haus steht, weil Sie Ihre Scheidung durchziehen müssen, dann brauchen Sie etwas, das Ihnen hilft, mit Ihren Reserven hauszuhalten.

Hier helfen die sogenannten »anregend wirkenden Adaptogene«. Das sind Pflanzenmittel, die die permanente Überlastung kompensieren und ausgleichend wirken. Ihre aufbauenden Kräfte verlangsamen also den endgültigen Abbau von Energie und helfen Ihnen, Ihre geistige und seelische Belastungen besser durchzustehen. Sie werden sich damit sehr viel besser fühlen. Gleichzeitig setzen die Mittel aber nicht all Ihre Restenergie frei, wie das etwa bei chemischen Aufputschmitteln der Fall ist.

Allerdings gilt auch hier: Vor Mißbrauch durch gewohnheitsmäßige Einnahme wird gewarnt!

Streß mindern

Das nächstliegende Mittel bei Erschöpfung ist immer noch Entspannung. Wenn Sie sich im Moment gerade keinen Urlaub leisten können, sollten Sie versuchen, Ihr Alltagsleben atwas entspannter anzugehen. Meditation oder autogenes Training können dabei helfen.

Der Tee zum Durchhalten

Bereiten Sie einen Tee aus fünf bis sechs Kräutern aus folgender Liste:

- Dill
- Alant
- Efeu
- Eiche
- Eleutherokokkus
- Ginseng
- Echter Gamander
- Bibernelle
- Kerbel
- Rosmarin

- Thymian
- Ysop

Nach einer großen Tasse von diesem Tee werden Sie etwa vier Stunden länger durchhalten können. Aber Achtung: Diese »Überlebensmischung« hält Sie auch vom Einschlafen ab. Trinken Sie die letzte Tasse also allerspätestens vier Stunden, bevor Sie ins Bett gehen.

Diese Kräuter helfen aufbauen

Der große Streß ist also vorbei, die Belastung reduziert, und Sie möchten Ihren Energiestatus von früher herstellen. Hierzu müssen Sie natürlich anders vorgehen, als wenn Sie kurzfristig fit werden wollen.

Die passenden Kräuter dafür schmecken durchwegs warm und aromatisch: Ginseng, Eleutherokokkus, Salbei, Lavendel, Kerbel, Engelwurz, Bibernelle, Fenchel, Brennessel, Galgant, Kalmus, Bohnenkraut.

Wichtig

Wenn Sie jahrelang Raubbau mit Ihren Kräften getrieben haben, brauchen Sie für einen Wiederaufbau Monate. Voraussetzung für das Gelingen Ihrer Teekur: daß Sie Ihre Belastung wirklich reduzieren!

Der Tee zum Kräfteaufbau

Mischen Sie zu gleichen Teilen aus

- Eleutherokokkus
- Salbei
- Bibernelle
- Bohnenkraut
- Benediktenkraut
- eventuell Brennessel

Diese Teekur, die übrigens auch in der Kräutermedizin der Hildegard von Bingen empfohlen wird, sollten Sie etwa ein Vierteljahr lang durchhalten, und zwar in der Abfolge von abwechselnd drei Wochen Kur und einer Woche Pause.

Da die Kräutermischung stark vitalisiert, sollten Sie Ihren Tee nicht abends, sondern nur morgens und/oder mittags zu sich nehmen.

Kräfte zum Essen

Wahre Energiewunder bei Überarbeitung und Erschöpfung sind Gemüse, vor allem Petersilie, Sellerie, Pastinakwurzel und Fenchel. Auch Hafer ist Nervennahrung erster Güte.

Aufbauende Kräfte haben auch folgende Gewürze: Koriander, Kumin, Ingwer, Pfeffer, Anis, Fenchel, Muskatnuß, Ysop. Benutzen Sie möglichst viel davon beim Kochen.

Wenn auch Ihr Selbstvertrauen geschrumpft ist und Sie sich nichts mehr zutrauen, können Ihnen auch die Kräutermittel helfen, die in diesem Kapitel unter »Angst« aufgeführt sind.

Fertigpräparate

Hilfreich sind alle Aufbaupräparate aus Pollen und Gelee Royal. Wenn Sie vor Erschöpfung nicht einschlafen können, versuchen Sie einmal reine Passiflora-Tropfen.

Tips aus der Aromatherapie

Gegen jede Form von geistiger Erschöpfung wirken Sandelholz, Ylang Ylang, Wachholder, Salbei.

- Wenn Sie abends noch etwas vorhaben: Geben Sie etwas Teebaumöl ins Badewasser und in die Aromalampe, legen Sie ruhige Musik auf, und versuchen Sie an nichts zu denken. Sie werden überrascht sein, wie angenehm entspannt und gleichzeitig fit Sie der Wanne entsteigen.
- Ein echtes Arzneibad aus der Phyto-Balneologie (der Lehre von Heilbädern mit Kräutern): Das Kalmus-Bad gilt als sehr gutes Mittel bei Erschöpfungszuständen und in der Rekonvaleszenz. Da dieser Badezusatz anregend wirkt, sollte man das Bad besser am (Sonntag-)Vormittag nehmen.
- Wenn Sie zwischendurch fünf Minuten Pause machen können: Massieren Sie Stirn und Schläfe mit einer Mischung aus einem Eßlöffel Jojobaöl und ein paar Tropfen Melisse-Essenz. Wirkt Wunder bei geistiger Erschöpfung

Was Sie sonst noch tun können

- Essen Sie regelmäßig und in Ruhe, und achten Sie auf eine gute Vitamin- und Mineralbilanz. Bei viel Streß braucht der Körper vermehrt Magnesium und Zink und viel Vitamin C, B und E.
- Streß abbauen. Überprüfen Sie Ihre Lebenssituation, und fragen Sie sich, ob Sie nicht auch etwas kürzer treten könnten.
- Nehmen Sie körperliche Symptome wie Herzrasen oder Kreislaufprobleme unbedingt ernst. Lassen Sie sich durchchecken.
- Kururlaub, viel Schlaf, Bewegung in der Natur.
- Innere Ruhe schaffen: durch Entspannung mit Phantasiereisen, Meditationsübungen, Musik mit Naturgeräuschen.
- Gönnen Sie sich eine Reiki-Session, auch wenn die Kasse nicht zahlt.

Vorsicht
Wenn Sie homöopathische Mittel nehmen, sollten Sie auf Aromaöle verzichten: Sie vertragen sich nicht!

Was jetzt garantiert nicht hilft
Aufputschmittel nehmen.
Durchhalteparolen wie: Das schaff ich schon. Viel Alkohol, viel Kaffee, Ablenkung in der Spielbank, drei Mätressen. Alles unüberlegt hinschmeißen und in die Südsee fliegen.

Herzbeschwerden

Im Zweifelsfall zum Arzt!

Begleitsymptome

*Stechen, Herzbeklem-
mung, Herzrasen,
erhöhter Puls, erhöhter
Blutdruck, Schmerzen,
die sich bis in den linken
Arm ziehen, unrhythmi-
scher Herzschlag, Angst
vor Herzinfarkt.
Der Arzt findet bei der
Untersuchung keine
organischen Schäden.
Die sogenannten funk-
tionellen Herzbeschwer-
den haben fast alle psy-
chische Ursachen.*

Im Folgenden geht es nur um Herzbeschwerden ohne organische Ursachen. Herz- und Kreislaufbeschwerden mit organischen Ursachen sind mit Kräutern nicht zu kurieren und
gehören unbedingt in die Behandlung des Arztes.

Lassen Sie sich im Zweifelsfall medizinisch untersuchen,
bevor Sie mit der Selbstbehandlung beginnen! Auch aus einfa-
chen funktionellen Herzbeschwerden kann irgenwann einmal
ein Herzinfarkt werden! Lassen Sie sich also regelmäßig vom
Arzt durchchecken.

Wie entstehen funktionelle Herzbeschwerden?

Meistens haben die Betreffenden schmerzliche Lebenssitua-
tionen durchgemacht und seelische Verletzungen in einer
Herzensangelegenheit davongetragen. Der Volksmund spricht
nicht umsonst vom »gebrochenen Herzen«. Auch eine un-
glückliche Ehe und Respektlosigkeit oder mangelnde Anerkennung durch den Partner geht den Menschen ans Herz –
ebenso Demütigungen und tiefe psychische Kränkungen.

Häufiger als Männern tut Frauen das Herz weh. Geradezu
klassisch: Die attraktive Frau, die in die Wechseljahre kommt
und glaubt, nicht mehr geliebt zu werden. Bei Männern trifft
es oft Charaktere, die es allen recht machen wollen und sich
mit Arbeit zuschütten lassen.

Homöopathische Mittel

Zusätzlich zu Ihrer Teekur sollten Sie noch ein oder zwei
Ergänzungsmittel nehmen, am besten ein homöopathisches
und ein pflanzliches.

Aus der Homöopathie kommen in Frage: Digitalis D6, Ole-
ander D6 oder Gelsemium D6. Dosierung: zwei bis dreimal
täglich fünf Tropfen. Die Grundsubstanzen dieser Präparate
sind gute Herzkräuter, die aber stark giftig sind und deshalb in
homöopathischer Verdünnung verwendet werden. Unter den
klassischen, pflanzlichen Herzmitteln haben Sie die Qual der

Wahl aus über 30 Weißdornpräparaten, die alle hervorragend geeignet sind bei funktionellen Herzbeschwerden. Besonders sinnvoll: Cardiodoron mite von Weleda, zwei bis dreimal täglich 10 Tropfen.

Wenn Sie schlecht schlafen, können Sie auch ein Weißdornpräparat mit einer Beimischung aus Hopfen oder Baldrian nehmen.

Aromatherapie

Das Öl der Rose, der Königin der Blumen, ist zwar teuer, aber ein Luxus, der sich lohnt. Der wunderbare Duft kann in Herzensangelegenheiten jeder Art tatsächlich heilen, weil er das Herzchakra öffnet und die (Liebes-)Energie fließen läßt.

Aber Vorsicht: Wenn Sie eines der obengenannten homöopathischen Mittel nehmen, müssen Sie auf ätherische Öle verzichten. Die beiden Therapien beeinträchtigen sich gegenseitig in ihrer Wirkung.

Was Sie sonst noch tun können

- Reflexzonenmassage, Yogaübungen fürs Herz
- Ihre Kränkungen und Demütigungen in einer Therapie überwinden
- Beobachten Sie, in welchen Situationen Ihre Beschwerden auftreten. Führen Sie eventuell ein Tagebuch über Ihre Beschwerden, um herauszufinden, auf welche – möglicherweise ganz ungeahnten – Situationen Sie mit Herzschmerzen reagieren.

Was jetzt garantiert nicht hilft
Bei Herzbeschwerden in Panik geraten.
Den Signalcharakter der Störung einfach überhören.

Mit Tee gegen funktionelle Herzbeschwerden

| Die Natur hat eine Menge guter Herzkräuter parat, unter anderem das Herzgespann. Mischen Sie folgende Kräuter zu gleichen Teilen: | <ul><li>Baldrian</li><li>Herzgespann</li><li>Hopfen</li><li>Lavendel</li><li>Melisse</li><li>Weißdorn</li></ul> |

Jet-lag

Begleitsymptome

Kein Zeitgefühl mehr, alle Körperabläufe scheinen aus dem Rhythmus geraten zu sein. Dumpfes Gefühl im Kopf, Unfähigkeit, zu denken, sich zu konzentrieren, ständig müde, ohne schlafen zu können. Besonders Flugpersonal hat unter dauerndem Jet-lag zu leiden. Bei dieser Berufsgruppe stellen sich nach etwa zehn Berufsjahren häufig ernsthafte psychosomatische Beschwerden ein wie Kopfschmerzen, Magen-Darm-Probleme, Migräne, Rückenschmerzen, allgemeine Abwehrschwäche und sogar Stimmungsveränderungen.

Was ist ein Jet-lag?

Unter einem Jet-lag versteht man eine körperliche und seelische Befindensstörung als Folge durcheinandergeratener Zeit- und Körperrhythmen. Er tritt außer bei Flugpersonal auch bei Langstreckenpassagieren und Schichtarbeitern wie Krankenpflegern, Polizisten etc. auf.

Wie entsteht ein Jet-lag?

Der Jet-lag entsteht durch eine Zeitverschiebung, die den Schlaf-Wach-Rhythmus durcheinanderbringt. Wenn die ans Tageslicht gebundenen Körperrhythmen aus dem Lot geraten, weil plötzlich zu einer anderen Zeit Tag bzw. Nacht ist oder weil man bei Nacht arbeitet und bei Tag schläft, kommen auch die zeitgebundenen Hormonausschüttungen durcheinander.

Taktgeber für die Ausschüttung der Hormone ist die Zirbeldrüse. Dieser erbsengroße Gewebeknoten hinter der Stirn gilt auch als unser drittes Auge. Bei Helligkeit unterdrückt die Drüse den Ausstoß ihres Hormons Melatonin, das den Körper zum Schlafen bringt, bei Dunkelheit wird die Produktion angekurbelt.

Diese Kräuter können helfen

In der Phytotherapie kennt man sogenannte Adaptogene – das sind Kräuter, die dem Körper helfen, sich an Belastungen anzupassen (siehe auch Erschöpfung). Gegen Jet-lag helfen je nach Flugrichtung stärker (nach Osten) oder weniger stark anregend wirkende Adaptogene (nach Westen).

Stark anregend sind Dill, Alant, Efeu, Eiche, Eleutherokokkus, Ginseng, Echter Gamander, Bibernelle, Kerbel, Rosmarin Thymian, Ysop.

Als weniger stark anregend gelten Angelikawurzel, Baldrian, Basilikum, Benediktenkraut, Damiana, Ehrenpreis, Eleutherokokkus, Gänseblümchen, Hafer, Echter Heilziest, Echtes Labkraut, Lavendel, Rose.

Mit Tee gegen Jet-lag

Bei einem Flug Richtung Westen sind stark anregend wirkende Kräuter zu empfehlen, zum Beispiel:

- Alant
- Bibernelle
- Gamander
- Ginseng
- Ysop

Bei einem Flug Richtung Osten helfen weniger stark anregende Kräuter, zum Beispiel:

- Basilikum
- Ehrenpreis
- Eleutherokokkus
- Hafer
- Lavendel
- Rose

Bei einem sehr weiten Flug, bei dem mehrere Zeitzonen überflogen werden (etwa nach Neuseeland), sollte Ihr Tee nur weniger stark anregende Kräuter enthalten, egal, in welche Richtung es geht.

Tip
Nehmen Sie sich eine Thermoskanne mit ins Flugzeug, und trinken Sie Ihren Tee unterwegs. Sowohl die West- als auch die Ostmischung haben eine sehr günstige Auswirkung auf die Psyche. Müssen Sie zum Beispiel gleich nach Ihrer Ankunft schwierige Verhandlungen führen, verhilft Ihnen Ihr Jet-lag-Tee zu besserer geistiger Beweglichkeit und mehr Ausdauer.

Was Sie sonst noch tun können

- Wenn Sie nach einem Langstreckenflug abends nicht schlafen können: Trinken Sie vor dem Zubettgehen einen Schlaftee (siehe Schlafstörungen).
- Wenn Sie nach Ankunft müde sind, aber wachbleiben wollen: Baldriantinktur wirkt stark erfrischend, wenn Sie nur einen oder höchstens zwei Tropfen nehmen.

Aromatherapie

Folgende Duftöle entspannen den Geist: Geranium, Lavendel, Majoran, Melisse, Neroli, Orange, Sandelholz und Weihrauch. Geben Sie die Öle einzeln oder in einer Mischung eine Stunde vor dem Schlafengehen in eine Duftlampe.

Wenn Sie wachbleiben oder sich besser konzentrieren wollen, helfen Rosmarin, Basilikum, Lorbeer und Pfefferminze. Stellen Sie eine Duftlampe mit diesen Ölen an Ihren Arbeitsplatz.

Hilfe durch Homöopathie

Bei Einschlafschwierigkeiten, Reizbarkeit, Müdigkeit, Appetitmangel hat sich das Mittel Avena sativa (dreimal täglich fünf bis zehn Tropfen) bewährt. Bei geistiger und körperlicher Erschöpfung mit Konzentrationsschwierigkeiten hilft Damiana Pentarkan (dreimal täglich 15 Tropfen).

Bei schwachem Puls, geistiger und körperlicher Trägheit und Kopfschmerzen hinter den Augen: Gelsemium D6. Dreimal täglich 10 bis 15 Kügelchen.

Achtung

Ätherische Öle und homöopathische Präparate können sich gegenseitig in ihrer Wirkung beeinträchtigen. Entscheiden Sie sich für eine der beiden Therapien.

Was Sie sonst noch tun können

● Melatoninpillen sind in letzter Zeit der Renner bei Vielfliegern. Das in den USA hochgepriesene Wunderhormon ist in Deutschland als Arzneimittel eingestuft und besitzt derzeit keine Zulassung. Die einzigen Bereiche, in denen die Superpille nachweislich wirkt, sind Schlafstörungen und Jet-lag, da sie dem Körper den Eintritt der Ruhephase signalisiert. Das kann bei einer Fernreise sehr nützlich sein, die Ursachen von Schlaflosigkeit kuriert das Mittel nicht. Im übrigen gibt es auch Kräuter, die Melatonin enthalten: Baldrian, Johanniskraut, Ringelblume, Bärlauch und die Blätter des Lapachobaums.

● Während des Flugs: viel schlafen, viel trinken (aber keinen Kaffee und keinen Alkohol), viele Mineralien zu sich nehmen: Durch Mineral- oder Seetangtabletten oder durch viel Tomatensaft mit Pfeffer und Salz.

● Aus der Aura-Soma-Therapie: Besorgen Sie sich die Quintessenz »Orion und Angelika« und »wirbeln« Sie den Duft während des Flugs öfter in Ihre Aura. Manche Stewardessen schwören darauf. Weitere Informationen bei Aura Soma Germany, Gohrstr. 24, 42567 Heiligenhaus.

● Wenn am Ankunftsort Tag ist: viel nach draußen gehen und erst am Abend schlafen.

Was jetzt garantiert nicht hilft

Mit Kaffee gegen die Müdigkeit und mit Tranquilizern gegen die Unruhe ankämpfen. Meistens fühlt man sich trotzdem matt, und das Koffein macht nur nervös. Viel Alkohol trinken. Eine weite Reise unausgeschlafen antreten. Nach Ankunft bei Tage ein Nickerchen machen. Es geht meistens in einen tiefen Schlaf über, aus dem man müde und erschlagen aufwacht.

Konzentrationsstörungen

Was sind Konzentrationsstörungen?

Die Unfähigkeit, länger bei einer Sache zu bleiben. Von Objekt zu Objekt springende Gedanken ohne einheitliche Linie.

Wie entstehen Konzentrationsstörungen?

Konzentrationsstörungen entstehen meistens durch Überarbeitung, unerledigte Konflikte oder Schocks. Typische Situation: Beim Krach am Frühstückstisch droht sie ihm zum erstenmal mit Scheidung. Später im Büro kann er sich den ganzen Tag nicht konzentrieren. Verzweifelt versucht er, einen Text zu formulieren, doch die morgendliche Gefühlsmischung aus Angst und Ärger schiebt sich immer wieder dazwischen.

Häufig sind Konzentrationsstörungen auch eine Begleiterscheinung anderer seelischer Beschwerden – wie Schlaflosig-

Begleitsymptome
Vergeßlichkeit, Lernschwäche, Blackouts, Schusseligkeit, verringerte Merkfähigkeit. Man verlegt ständig Schlüssel oder andere Dinge, geht in ein anderes Zimmer und vergißt, was man holen wollte. Denkabläufe sind verlangsamt oder blockiert, man läßt sich ständig ablenken, kann nicht richtig zuhören. Innerhalb eines Gespräches bricht manchmal der Gedankenfluß ab. Weitere Symptome: Wortfindungsschwierigkeiten, Namen fallen einem nicht ein.

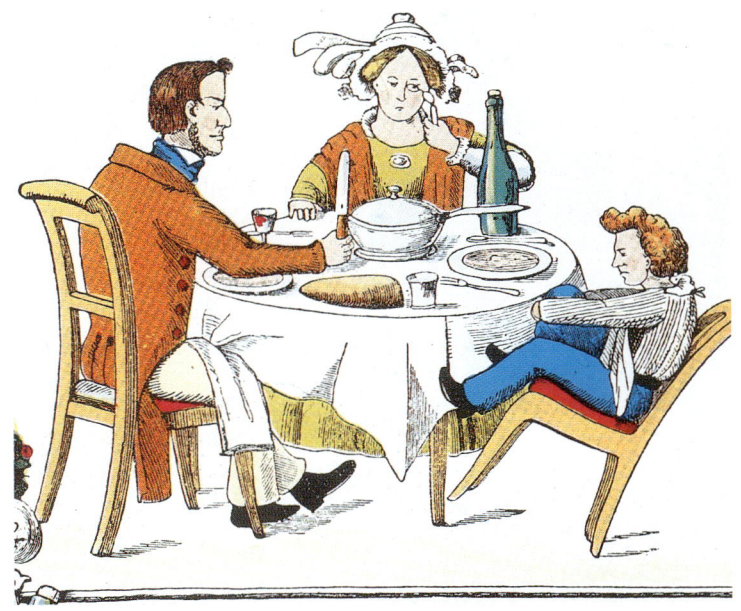

Das »Zappelphilipp-Syndrom« ist eine von vielen Formen von Konzentrationsstörungen.

Konzentration aus der Duftlampe

Bewährte Fitmacher für den Geist sind die ätherischen Öle aus Rosmarin, Basilikum, Lorbeer und Pfefferminze. Ein paar Tropfen aus einem oder mehreren dieser Düfte in die Duftlampe, und Sie sind gleich besser bei der Sache!

keit, Depression, Erschöpfung, Streß, ständige Angst oder nervöse Unruhezustände. Im harmlosesten Fall zeigt nachlassende Konzentration an, daß man zu etwas keine Lust mehr hat.

Als organische Ursache kommen Durchblutungsstörungen in Frage. Wenn Sie öfter aus unerklärlichen Gründen zu Konzentrationsstörungen neigen, sollten Sie eine Zerebralsklerose vom Arzt ausschließen lassen.

Mit Tee gegen Konzentrationsprobleme

Mischen Sie einen Tee aus fünf bis sieben der folgenden Kräuter:

- Süß schmeckend: Fenchelsamen, Ginseng, Kerbel, Rosenblüte, Schachtelhalm, Veilchenblüte oder -blätter.
- Herb schmeckend: Baldrian, Echter Ziest, Ehrenpreis und der auch als Tiger-

kraut bekannte asiatische Wassernabel (Botanischer Name: Herba hydrocotylis asiaticae, gibt's in der Apotheke), der vielen Yogis als Meditationshilfe dient.

Zur Unterstützung Ihrer Teekur können Sie währenddessen die übliche Tagesdosis eines Kava-Kava-Mittels nehmen.

Ginkgo – die Pflanze für das Gehirn

Extrakte aus den Blättern des Ginkgobaums (Ginkgo biloba) gehören heute zu den wissenschaftlich einwandfrei kontrollierten und anerkannten Phyto-Arzneien gegen zerebrale und periphere arterielle Durchblutungsstörungen.

Auf gut deutsch: Wenn die Konzentrationsschwierigkeiten und die Vergeßlichkeit mit einer schlechten Durchblutung im Gehirn zusammenhängen, dann hilft Ginkgo. Das Institut für Medizinische Statistik der Freien Universität Berlin hat die Ergebnisse elf klinischer Studien im Rahmen einer Analyse zusammengefaßt. Die Auswertung ergab: Ginkgo kann Vergeßlichkeit, Konzentrationsschwäche, Schwindel und Kopfschmerzen deutlich verringern.

Homöopathie

Ein Präparat gegen geistige Erschöpfung mit Konzentrationsproblemen ist Damiana Pentarkan S: dreimal täglich 15 Tropfen. Bitte beachten Sie: Homöopathische Präparate und Aromaöle beeinträchtigen sich gegenseitig in ihrer Wirkung.

Was Sie sonst noch tun können

- Klären Sie Ihre häuslichen Probleme, bevor Sie mit Ihrer Arbeit beginnen.
- Lernen Sie, sich von Problemen zu distanzieren.
- Wenn die Ursache Erschöpfung oder Überarbeitung ist: Achten Sie auf Belastungsgrenzen, setzen Sie Prioritäten.
- Tun Sie nicht zuviel gleichzeitig, sondern machen Sie in Ruhe einen Plan, was zuerst dran ist.
- Achten Sie auf cholinreiche Lebensmittel – etwa Weizenkeime, Nüsse, Kleie.
- Erlernen Sie Entspannungstechniken wie autogenes Training, progressive Muskelrelaxation nach Jacobson oder fernöstliche Sportarten, die Konzentration erfordern – wie Tai Chi oder Bogenschießen.

Was jetzt garantiert nicht hilft
Die Beschwerden einfach ignorieren.
Krampfhaft versuchen, sich zu konzentrieren.

Libidoverlust

Hinweis

Hier geht es ausschließlich um psychisch bedingte sexuelle Unlust, die manchmal – aber nicht immer – mit Erektions- und Orgasmusproblemen einhergeht.

Was ist Libidoverlust?

Sexuelle Lustlosigkeit, die sich auf den Partner beschränkt oder auf das Verhältnis zum anderen Geschlecht generell ausweitet.

Wie entsteht Libidoverlust?

Die häufigsten Ursachen sind Überbelastung und allgemeine Energielosigkeit. Oft ist die Lebenslust an sich schon abge-

Begleitsymptome
Je nach Ursache unterschiedlich. Häufig allgemeine Antriebsschwäche (schauen Sie bitte auch unter »Depressive Verstimmung« nach).

stumpft. Ein weiterer Faktor ist der Sex in den Medien, der heute gleichzeitig idealisiert und entmystifiziert wird. Das führt bei manchen Menschen zu Überdruß, bei anderen zu einem Gefühl der Überforderung. Aber auch Arbeitslosigkeit, Streß und Hektik führen dazu, daß sexuelle Erregung als zusätzlich kraftraubender Streßfaktor empfunden wird. Nur ganz selten sind Menschen, die mit Leidenschaft an eine Arbeit oder ein Projekt herangehen, im sexuellen Bereich lustlos – und umgekehrt.

Eine andere, häufige Ursache sind ungelöste Konflikte in der Partnerschaft. Sexualität ist ein sehr sensibler Gradmesser für die Qualität einer Beziehung. In diesem stark vom Unterbewußtsein gesteuerten Bereich zeigen sich meistens als erstes unbewußte Konflikte zwischen Mann und Frau. Bei Männern spielt auch die unbewußte Angst vor der sexuell fordernden Frau eine Rolle. Frauen wiederum wehren sich manchmal mit Verweigerung oder Gefühlskälte im Bett, wenn sie anders nicht gegen ihren Partner anzukommen glauben.

Diese Kräuter können helfen

● Die Chilischote, vor allem zu Cayennepfeffer vermahlen, steigert das Feuer im Körper, stimuliert die Energie und erhöht die Vitalität.

● Damiana ist ein wichtiges Psychokraut für eine gestörte Beziehungskiste, weil es die Brücke vom Ich zum Du schlägt und die Nächstenliebe anregt.

● Ingwer gilt als anregendes und wärmendes Gewürz, das Energie steigert und den Kreislauf anregt. Empfiehlt sich bei Mangel an sexueller Energie aufgrund unzureichender Körperwärme.

● Knoblauch wird trotz seines Geruchs als aphrodisierendes Mittel geschätzt. Verlangsamt als Antioxidationsmittel den Alterungsprozeß und belebt die Sinne.

● Myrrhe gilt in der ayurvedischen Medizin als Verjüngungsmittel. Auch bei uns wird die Pflanze zur Stärkung des weiblichen Fortpflanzungssystems und der Energie, aber auch zum Vertreiben unterdrückter Gefühle eingesetzt.

● Nelken sind sowohl anregend wie wärmend. Sie heben die

Zuviel Streß für die Liebe?
Bei null Bock auf Sex wegen Erschöpfung, Überarbeitung oder Streß: Trinken Sie den in diesem Kapitel unter »Erschöpfung« beschriebenen Tee. Sie können auch den Erschöpfungstee und die im Kasten auf Seite 115 angegebene Mischung abwechselnd trinken.

Stimmung, lockern Verspannungen und steigern die Energie. Ihr Verzehr soll das sexuelle Verlangen steigern.

- Petersilie wurde früher wegen seiner Wirkung als aphrodisierendes Kraut den Liebestränken für unwillige Frauen beigemischt.

- Rosen sind ein traditionelles Liebessymbol. Sie stärken das weibliche Fortpflanzungssystem, helfen bei Unfruchtbarkeit und fördern Lust auf Liebe. Auch bei Männern kann man mangelndes sexuelles Verlangen und Impotenz damit behandeln. In der Aromatherapie verwendet man das sehr teure Rosenöl unter anderem gegen gefühlsmäßige sexuelle Blockierungen, die zu Organsmusproblemen und Impotenz führen können.

- Zimt wurde schon im Mittelalter den Liebestränken beigemischt und gilt als Aphrodisiakum für Männer und Frauen. Zimt stärkt, fördert die Durchblutung, macht vitaler und lebendiger. Seit Jahrhunderten benutzt man es gegen Frigidität und Impotenz.

- Weitere Libidopflanzen sind Bohnenkraut, Ginseng, Kalmus, Liebstöckel, Rotkleeblüte, Spargel, Orangenblüte und Vanille.

Auch Ginseng kann helfen
Ergänzend zur Teekur empfiehlt sich ein Ginsengpräparat. Beachten Sie bitte die Anmerkungen über Ginseng auf der folgenden Seite.

Mit Tee gegen Libidoverlust

Wenn Sie sich generell lustlos fühlen, wenn Sie meinen, daß der Schwung aus Ihrem Leben raus ist oder wenn Ihre Beziehung leicht (aber nicht irreparabel!) gestört ist, mischen Sie zu gleichen Teilen folgende Kräuter:

- Bohnenkraut
- Damiana
- Liebstöckel
- Orangenblüte
- Rosenblüte
- Vanillepulver

Da dieses Rezept (wie die oben angegebenen Kräuter auch) nicht auf die Hormone, sondern nur auf die Psyche wirken, sind sie für beide Geschlechter anwendbar.

Fertigpräparate

Mittel gegen das sogenannte »erschöpfungsbedingte Nachlassen der sexuellen Kräfte« gibt es wie Sand am Meer. Viele sind mit den abenteuerlichsten Ingredienzen gemischt, und es ist äußerst fraglich, ob sie ihre Versprechungen wirklich halten können. Mit Sicherheit nicht schädlich sind Präparate, die die Körperkräfte ganz allgemein stärken, zum Beispiel eine Pollenkur mit Regazell (Vorsicht bei Pollenallergie!) oder Ginseng-Extrakt.

Ginseng – mit Vorsicht zu genießen

Prüfen Sie kritisch!
Bei keinem medizinischen Teilgebiet gibt es so viel Unfug auf dem Markt wie bei lust- und potenzfördernden Mitteln. Kaufen Sie keine teuren Placebos im Versandhandel, und lassen Sie sich nicht von volltönenden Zeitungsannoncen hinters Licht führen!

Die Ginsengwurzel gehört zwar zu den Mitteln, die nachweislich das Immunsystem und die Aufbaukräfte des Körpers stärken, aber sie ist auch mit Vorsicht zu genießen: Schwangere und Menschen mit Bluthochdruck dürfen die Wurzelextrakte auf keinen Fall nehmen.

Ein weiteres Problem: Für Laien ist es sehr schwierig, unter den zahlreichen Ginsengmitteln ein geeignetes zu finden. Weil der Wirkstoff teuer ist, wird er gerne mit anderen Pflanzen gemischt. Fragen Sie also Ihren Arzt oder Apotheker nach einem Präparat mit einem hohen Ginsenganteil. Auch bei der Dosierung sollten Sie sich beraten lassen, denn die hängt von der individuellen Konstitution ab.

Was Lust auf Liebe macht

An- und aufregende Düfte, Rezepte und Lebensmittel zur Steigerung der Lust gibt es zur Genüge.

- Liebesnahrung: Bevorzugen Sie die scharfe Küche, essen Sie reichlich gewürzt. Es muß auch nicht immer Kaviar sein! Zu den aphrodisierenden Lebensmitteln gehören nicht nur stark eiweißhaltige Meerestiere wie Austern oder Kaviar, sondern auch Gemüsesorten wie Spargel oder Sellerie. Nehmen Sie viel Vitamine B3, B5, C und E und Zink zu sich.
- Liebesdüfte aus der Aromatherapie können mitunter bemerkenswerte Erfolge erzielen. Duftnoten, die gleichzeitig entspannend und anregend auf das sexuelle Verlangen wirken, gibt es für den Mann (Ingwer, Kardamom, Kümmel, San-

delholz und Zeder) und für die Frau (Iris, Jasmin, Rose, Tuberose und Ylang-Ylang). Träufeln Sie ein paar Tropfen davon einzeln oder gemischt in eine Duftschale und stellen Sie sie an den Platz, wo Sie sich lieben möchten.

Was Sie sonst noch tun können

• Bei Beziehungsproblemen: Sprechen Sie an, was Sie bedrückt oder suchen Sie in einer Sexual- oder Partnertherapie nach Lösungen.

• Bei allgemeiner Lustlosigkeit gilt Sexverbot, nur Streicheln ist erlaubt. Üben Sie einen sinnlicheren Umgang mit dem Partner – zunächst ohne Sex. Suchen Sie sich ein anderes Ambiente, waschen Sie sich gegenseitig die Haare, massieren Sie sich, nehmen Sie sich Raum und Zeit füreinander.

• Treiben Sie regelmäßig, aber nicht zuviel Sport, machen Sie als Frau Bauchtanz und andere Übungen zur Durchblutung des Beckens.

Was jetzt garantiert nicht hilft
Sich mit Alkohol in Stimmung bringen. Die Probleme weiter anstehen lassen und sich dafür schämen oder schuldig fühlen. Eine neue Partnerschaft beginnen, ohne die Probleme aus der vorherigen gelöst zu haben.

Nervosität

Was ist Nervosität?

Ein seelischer Zustand, bei dem man innerlich vibriert, als stünde man unter Hochspannung, Energieverlust. Kinder und Babys können die Nervosität ihrer Eltern übernehmen.

Wie entsteht Nervosität?

Nervöse Störungen sind veranlagungsbedingt. Die meisten nervösen Menschen sind von ihrer Lebensgeschichte her weniger ausgeglichen. Sie machen sich viele Sorgen, sind oft innerlich unsicher. Hinzu kommt oft ein hoher Leistungsanspruch, Versagensängste treten auf.

Eine andere tiefenpsychologische Ursache für Nervosität: Manche Menschen glauben, nur dann geliebt und anerkannt zu werden, wenn sie bestimmte Leistungen erbringen. Folglich bürden sie sich ständig zu viel auf. Andere Menschen, die wenig Vertrauen in die eigenen Fähigkeiten haben, empfin-

Begleitsymptome

Unruhe, innere Spannung, Bewegungsdrang, Zittern, Reizbarkeit, Appetitlosigkeit, Schlaf- und Konzentrationsstörungen, Lärmempfindlichkeit. Man reagiert auf alle Reize empfindlicher, läßt sich leicht provozieren, neigt zu plötzlichen Gefühlsausbrüchen, ist schnell genervt, fühlt sich gestreßt. Häufige körperliche Symptome: nervöser Magen, Kopfschmerzen, nervöse Herzschmerzen, kalte Hände und Füße, vegetative Dystonie.

den jede kleinste, zusätzliche Belastung sofort als Überforderung und reagieren mit Nervosität.

Daneben gibt es noch die ganz normale, physiologische Form von Nervosität, die jeder kennt, wenn zu viele Reize auf ihn einströmen und er zu wenig Ruhe, Schlaf und Entspannung bekommt.

Ein zeittypisches Leiden

Nervöse Beschwerden und Streßsymptome gehören zu den häufigsten Problemen unserer westlichen Welt. Die Phytotherapie hat für diesen Bereich eine Fülle von Rezepten und Präparaten parat. Schauen Sie bitte auch unter »Angst«, unter »Depressive Verstimmung« und unter »Erschöpfung« nach, und vergleichen Sie, unter welchen Symptomen Sie sich besser wiederfinden.

Obwohl keines der angegebenen pflanzlichen Rezepte Ihnen die Lösung Ihrer seelischen Konflikte ersetzen kann, bringen diese beruhigenden und entspannenden Kräuter doch wunderbare Erleichterung. Probieren Sie ruhig einmal ein paar der hier angegebenen Mittel aus – aber bitte nicht alle gleichzeitig!

Diese Kräuter können helfen

Augentrost, Baldrian, Basilikum, Bitterklee, Brennessel, Ehrenpreis, Eisenkraut, Haferstroh, Helmkraut, Herzgespannkraut, Johanniskraut, Kava-Kava, Lavendel, Majoran, Melisse, Nelkenwurz, Orangenblüte, Odermenning, Pfefferminze, Pomeranzenblüten, Primelblüten, Salbei, Schafgarbe, Schwarznessel, Storchschnabel.

Kräuter gegen den Lärm

Wenn Sie beruflich starker Lärmbelastung ausgesetzt sind – etwa in Großraumbüros, auf Baustellen, im Straßenverkehr: Nehmen Sie drei- bis fünfmal täglich nur zwei bis drei Tropfen eines Kava-Kava- oder eines Passiflorapräparats. Beide gibt es als Einzelmittel in der Apotheke. Aber Achtung: Nehmen Sie wirklich nur ein paar Tropfen davon, sonst dämpfen diese Mittel zu stark!

Drei Tees gegen Nervosität

Teerezept 1: Gegen plötzliche Anfälle von Nervosität

Pfefferminzblätter, Salbeiblätter, Baldrianwurzeln und Melissenblätter zu gleichen Teilen mischen, zusammen 10 Gramm mit einem Achtelliter kochendem Wasser überbrühen, dann 10 Minuten ziehen lassen, abseien, 3 Orangenblüten in etwas Wasser 10 Minuten kochen, beide Flüssigkeiten zusammenschütten und täglich 2 Tassen trinken

Teerezept 2: Für Menschen, die schnell nervös werden

Mischen Sie zu gleichen Teilen Basilikum, Bitterklee, Brennessel, Ehrenpreis, Lavendel, Nelkenwurz und Storchschnabel. Einen Dreiviertelliter in einer Thermoskanne mitnehmen und schluckweise über den Tag verteilt trinken.

Teerezept 3: Für magere, leicht erregbare Menschen mit Pulsrasen ohne organischen Herzbefund

Mischen Sie Herzgespann, Johanniskraut, Lavendelblüten, Melissenblätter, Pomeranzenblüten und Storchschnabel.
Zubereitung: 3 gehäufte Eßlöffel auf 1 Liter Wasser als Tagesdosis. Je nach persönlicher Situation trinken Sie diesen Tee kurweise bis zu sechs Wochen – mit einer Woche Pause in der Mitte.

Unproblematische Medizin

Diese Heiltees beeinträchtigen Ihre Konzentration und Arbeitsleistung nicht.

Wenn Sie schlecht einschlafen können: Ersetzen Sie die letzte Tasse abends durch einen Schlaftee. Die Teemischung dafür finden Sie unter »Schlafstörungen«.

Die Wacholderbeerkur

Ein historisches Rezept gegen nervöse Unruhe, das ein wenig eigentümlich anmutet, aber bis heute nichts von seiner Wirkung verloren hat, ist diese Wacholderbeerkur. Achtung: Die Beeren werden nur gekaut, nicht geschluckt. Nach dem Kauen die Resthülle ausspucken.
Am ersten Tag werden vier Beeren über den Tag verteilt gekaut, am zweiten Tag fünf Beeren, am dritten sechs und so

Mit Baldrian ergänzen

Parallel dazu sollte man täglich 10 bis 12 Baldriantropfen auf ein Glas Wasser zu sich nehmen.

weiter, bis man am zwölften Tag bei 15 Beeren angelangt ist. Am nächsten Tag reduziert man um eine Beere und kaut täglich eine weniger, bis man wieder bei vier Beeren angelangt ist. Dann steigert man die Dosis ein zweites Mal bis 15 Beeren pro Tag. Die Kur ist beendet, wenn man es viermal rauf und runter geschafft hat.

Fertigpräparate

Pflanzliche Beruhigungsmittel gehören zu den meistverkauften Phytopharmaka. Besonders geeignet sind Mischpräparate aus folgenden Nervenkräutern: Baldrian, Johanniskraut, Kava-Kava, Helmkraut, Hopfen, Passiflora und Melisse.

Ein Einzelpräparat ist die Urtinktur aus Helmkraut, »Scutellaria galericulata«. Man sollte davon mehrmals täglich zehn Tropfen einnehmen.

Riecht gut, schmeckt gut, duftet gut – Nervenkraut Melisse

Altes Hausmittel

Melissengeist ist ein sehr altes, beliebtes Nervenmittel, das schon unsere Mütter und Großmütter schätzten. Spötter, die behaupteten, ein nicht unbeträchtlicher Teil der Wirkung sei auf den hohen Alkoholgehalt der Präparate zurückzuführen, wurden jetzt widerlegt. Eine Untersuchung hat ergeben: Was wirkt, ist hauptsächlich die Melisse!

Die Melisse (Melissa officinalis) wirkt in den verschiedensten Darreichungsformen beruhigend auf gestreßte Nerven.

• Gönnen Sie sich nach einem besonders anstrengenden Tag oder nach einer nervenaufreibenden Autofahrt ein Melissebad (gibt's fertig in der Apotheke). Auch kleine Kinder, die zappelig sind und oft erst richtig aufdrehen, wenn sie übermüdet sind, beruhigt ein warmes Bad mit Melisseextrakt ganz augenfällig.

• Melissentee ist besonders wirksam, wenn der Streß den Magen zuschnürt oder sich auf die Verdauungsorgane geschlagen hat. Trinken Sie bei solchen Beschwerden mehrmals täglich zwei bis drei Tassen. Nehmen Sie pro Tasse ruhig drei Teelöffel (möglichst frische) Melissenblätter, und lassen Sie ihn fünf Minuten lang zugedeckt ziehen.

• Melissentinktur hat eine ähnliche, aber stärkere Wirkung als der Teeaufguß. Kleine Dosen (5 bis 10 Tropfen) sind meistens am wirkungsvollsten.

• Ätherisches Öl aus reiner Melisse ist im Handel nur selten erhältlich. Meistens wird es mit Zitronengrasöl oder mit Zitronenöl »gepanscht«. Verdünnen Sie 5 bis 10 Tropfen Öl mit

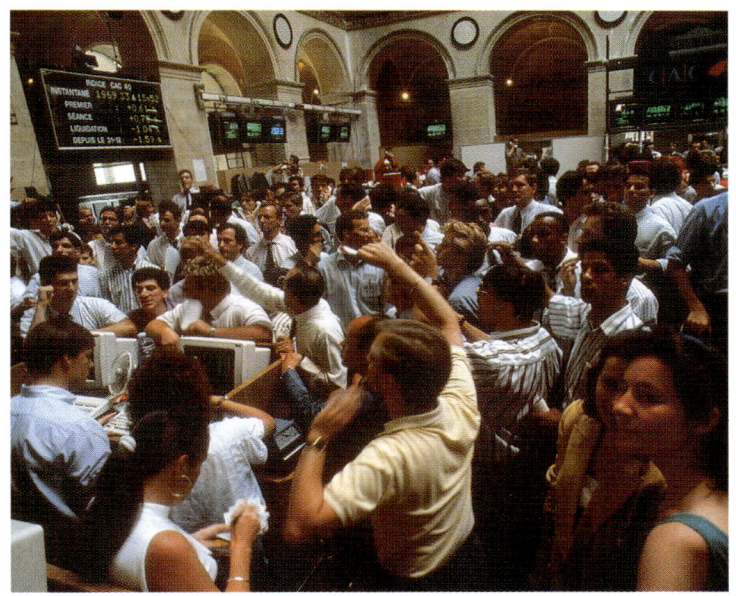

Viele Bereiche unseres täglichen Lebens fordern ein hektisches, nervöses Verhalten geradezu heraus.

20 ml Mandelöl, und verwenden Sie es als sanftes Massageöl, wenn Sie sich innerlich angespannt fühlen.

• Frische Melissenblätter sind ein köstliches Gewürz für Salate, Saucen, Suppen und Gemüsegerichte. Schon allein deshalb lohnt es sich, diesem vielseitigen Kraut einen Platz im Garten einzuräumen.

Was Sie sonst noch tun können

• Lernen Sie, Ihre Zeit richtig einzuteilen und Prioritäten zu setzen – zum Beispiel in Anti-Streß-Seminaren oder bei Kursen für Time-Management.

• Schrauben Sie Ihre Ansprüche auf ein realistisches Niveau herunter, legen Sie öfter Pausen ein. Lernen Sie selbst entscheiden, wie viele Reize Sie zulassen.

• Alle Entspannungsverfahren, Spaziergänge in der Natur, mittags ein kleines Nickerchen (geht auch im Büro: Füße auf den Schreibtisch und kurz entspannen) helfen den überreizten Nerven.

Was jetzt garantiert nicht hilft
Sich weiterhin inneren und äußeren Reizen aussetzen.
In die Disco gehen oder einen Thriller im Fernsehen anschauen.

Phobien

Was ist eine Phobie?

Eine Phobie ist eine der Realität nicht angemessene Angst, die sich auf eine bestimmte Sache bezieht. Sie kann sich auf etwas im äußeren Umfeld richten – wie etwa bei der Spinnen-, Hunde- oder Tunnelphobie, bei der Angst vor Behörden oder bei der heute weitverbreiteten Angst vor Umweltgiften oder -katastrophen.

Häufig richtet sich eine Phobie aber auch auf eigene Körperorgane bzw. auf tödliche Krankheiten, die diese Organe befallen könnten. Beispiele sind die Herzphobie, die Krebs- oder die Aidsphobie.

Wie entsteht eine Phobie?

Begleitsymptome

Zittern, Herzklopfen, Durchfall, Panikgefühle, Fluchtreflex, weiche Knie. Die Symptome können sich bis zu Panikattacken steigern.

Tiefenpsychologisch betrachtet steckt hinter der Phobie eine andere, größere Angst, die nicht gespürt wird: Oft ist es die Angst vor Aggressivität von außen und vor den eigenen aggressiven Impulsen. Meistens hatten Phobiepatienten eine aggressive Bezugsperson, deren (bei Müttern oft sehr subtiler) Aggression sie als Kind hilflos ausgeliefert waren.

Als Erwachsene lehnen diese Menschen jede Form von Aggressivität ab und unterdrücken entsprechend auch eigene Impulse, weil sie sich sonst mit dem aggressiven Elternteil identifizieren würden, den sie unbewußt eigentlich sehr stark ablehnen. Bei der Phobie wird die Angst vor der Aggressivität auf ein äußeres Objekt verlagert, das mit der eigenen Geschichte zu tun hat.

Diese Kräuter können helfen

Mittel gegen Phobien schmecken herb, teils sehr bitter und sollten mit angenehm schmeckenden Mitteln gemischt werden – etwa der Rose, der Pflanze der Selbstsicherheit.

In Frage kommen Angelikawurzel, Brennessel, Eisenkraut, alle Disteln (zum Beispiel Benediktenkraut oder die Mariendistel), Kalmus, alle Minzarten, Quendel, Rose, Salbei, Thymian und Wermut.

Mit Tee gegen Phobien

Bereiten Sie eine Mischung aus	• Rosenblüten • Wermut
• Angelikawurzel • Brennessel • Eisenkraut • Pfefferminze	Zusätzlich zur Teekur können Sie ein Fertigpräparat aus reinem Kava-Kava zu sich nehmen.

Was jetzt garantiert nicht hilft

Bei Krankheitsphobien alle zwei Tage zum Arzt gehen oder ständig den Arzt wechseln – in der Hoffnung, der neue könnte doch eine körperliche Krankheit feststellen.

Das ganze Leben darauf einstellen, die befürchteten Situationen zu vermeiden.

Was Sie sonst noch tun können

• Lassen Sie einen ärztlichen Check-up machen, um eventuelle körperliche Ursachen abzuklären.
• Machen Sie eine Konfrontationstherapie, eine speziell für Phobien entwickelte Variante der Verhaltenstherapie. Ergänzend dazu sollten Sie aber innerhalb einer Psychotherapie nach der Ursache Ihrer Ängste suchen.

Prüfungsangst

Was ist Prüfungsangst?

Es handelt sich hier um die Angst vor einem Versagen im entscheidenden Augenblick. Kritisch wird es, wenn die lähmende Angst dazu führt, die Situation tatsächlich nicht zu bewältigen. Typische Situationen, in denen sich Prüfungsängste einstellen: Vor einem Auftritt in der Öffentlichkeit (Lampenfieber), bei Examen, Führerscheinprüfung, Vorstellungsgesprächen.

Begleitsymptome

Zittern, starke Nervosität, die sich zur lähmenden Angst steigern kann, Blackout, Unfähigkeit, zu sprechen oder eine andere erwartete Leistung zu erbringen.

Wie entsteht Prüfungsangst?

Menschen, die unter Prüfungsängsten leiden, sind meistens ausgesprochen tüchtig, aber immer von Zweifeln geplagt, ob sie ihre Aufgabe auch bewältigen. Ursache ist ein leistungsori-

**Prüfungsangst
und Mobbing**

*Prüfungsangst kann
sich tagtäglich einstel-
len, wenn die Kollegen
am Arbeitsplatz gegen
einen arbeiten, wenn sie
einen aus dem Job ekeln
wollen. Dieser – neu-
deutsch »mobbing«
genannte – Psychoterror
kann Psychosen wie Prü-
fungsangst und körper-
liche Erkrankungen
auslösen.*

entiertes Denken, das meistens schon im Elternhaus antrainiert wurde. Die Eltern, oft selbst leistungsorientiert, vermit-
teln dem Kind, daß es nur geliebt und akzeptiert wird, wenn es
bestimmte Situationen erfolgreich bewältigen kann.

Doch oft führt gerade dieser übersteigerte Anspruch zum
tatsächlichen Blackout im entscheidenden Augenblick. In so
einer Situation würden die Betroffenen am liebsten vor Scham
im Boden versinken.

Diese Kräuter können helfen

Ausnahmslos aromatische, recht strenge, warme Mittel.

Mit Tee gegen Prüfungsangst	
Wählen Sie Ihre Mischung aus folgenden Pflanzen	• Eisenkraut
	• Salbei
	• Thymian
• Baldrian	
• Beifuß	
• Eberraute	Am Schluß fügen Sie Ihrer
• Echter Heilziest	Mixtur noch eine gute Mes-
• Ehrenpreis	serspitze voll Kardamon hinzu.

Fertigpräparate

Gegen Lampenfieber oder andere Prüfungsängste sind reine
Kava-Kava-Präparate geradezu prädestiniert, weil sie lösen,
ohne müde zu machen.

Aber Achtung: Da sich die Wirkung einschleichend einstellt, sollten Sie mit der Einnahme zu Ihrer Sicherheit schon
zwei Wochen vor dem angstauslösenden Termin beginnen.
Bei Kavatino® zum Beispiel dauert es etwa eine Woche, bis der
Wirkstoffspiegel seine optimale Höhe erreicht hat.

In der darauffolgenden Woche sollten Sie ausprobieren, ob
Sie mit Ihrer Dosis wach und aufmerksam genug bleiben oder
ob Sie etwa zu gleichgültig und desinteressiert werden. Manche Leute nehmen, um eine gleichbleibende Wirkung zu

erzielen, in der ersten Woche etwas mehr und schrauben die Dosierung in der zweiten Woche etwas herunter. Fragen Sie im Zweifelsfall einen Apotheker!

Was Sie sonst noch tun können

• Üben Sie sich in Selbstsuggestion. Sagen Sie sich: »Gut, ich habe Angst, aber wenn es danebengeht, bricht nicht alles zusammen.« Geben Sie sich die Erlaubnis zu versagen.
• Lernen Sie, Fehler als Chance zu begreifen: Nun können Sie sehen, wo Sie wirklich stehen und sich klarmachen, welche Ihrer Fähigkeiten Sie weiterentwickeln wollen.

Was jetzt garantiert nicht hilft
Sich vor Prüfungen krankmelden.
Sich vor jedem Auftritt mit Drogen vollpumpen.

Psychoschock

Was ist ein Psychoschock?

Unter einem Psychoschock versteht man eine tiefgreifende psychische Erschütterung als Reaktion auf ein völlig unerwartetes, schlimmes Ereignis. Das können Unfälle sein oder Katastrophenmeldungen, aber auch schlimme persönliche Nachrichten: Etwa, wenn man bei einer Börsenspekulation sein halbes Vermögen verloren hat, wenn ein Angehöriger stirbt, der Partner mitteilt, daß er eine(n) andere(n) liebt oder bei einer Kündigung des Arbeitsplatzes.

Begleitsymptome
Blasses Gesicht, kalte, feuchte Haut, stark beschleunigter Puls, flache Atmung. Der Betroffene ist erstarrt und wie betäubt. Die Reaktionsfähigkeit ist gelähmt, er ist nicht bei Sinnen.

Wie entsteht ein Psychoschock?

Beim Schock wird das Blut aus den äußeren Gewebeschichten abgezogen und im Brustraum konzentriert. Es besteht akute Gefahr von Blutstauungen, Blutpfropfen und Sauerstoffnot im Gehirn.

Nahrung für die Nerven

Im akuten Schockzustand ist man natürlich nicht in der Lage zu essen. Etwas später jedoch sollte man etwas zu sich nehmen. Nüsse sind eine gute Nervennahrung – auch Fischspeisen aller Art. Und würzen Sie pikant, zum Beispiel mit Worcestersauce und Pfeffer.

Diese Kräuter können helfen

Alle bei einem Schock in Frage kommenden Pflanzenmittel riechen und schmecken sehr angenehm. Es handelt sich um Orangenblüte, Passiflora, Pfefferminze, Ringelblume, Rosenblüte, Schlüsselblumenblüte – und daneben die Gewürze für die Weihnachtsbäckerei: Koriander, Zimt, Sternanis, Tonkabohne, Pfeffer, Vanille (hiervon sollten Sie aber jeweils nur eine Prise verwenden).

Mit Tee gegen den Schock

Bereiten Sie Ihre Mischung aus folgenden Pflanzen

- Orangenblüte
- Passiflorakraut
- Ringelblume
- Rosenblüte
- Schlüsselblumenblüte
- als sechsten Teil geben Sie eine Gewürzmischung aus gleichen Anteilen

gemahlenem Pfeffer, Koriander, Sternanis, Zimt, Vanille und Tonkabohne zu dem Tee.

Eine andere, für manche vielleicht etwas bequemere Möglichkeit ist diese: Geben Sie je eine Prise von jedem Gewürz in eine große Tasse (250 ml) Tee.

Kampfer bei Schockzuständen

Kampfer ist eine Art Schock-Klassiker. Man hielt entsprechende Riechfläschchen schon vor 200 Jahren Ohnmächtigen unter die Nase. Aber Achtung: Kampfer ist bei Epileptikern und bei ohnmächtigen Kindern nicht geeignet.

Der Duft aus der Flasche

Lassen Sie Menschen im Schockzustand an Aromaölen riechen, und tupfen Sie ein paar Tropfen von der Essenz auf die Schläfen. Diese Duftnoten eignen sich besonders:
- Neroli möbelt den Kreislauf auf und mindert die Angst
- Pfefferminze wirkt krampflösend. Besonders wirkungsvoll ist sie, wenn sich der Schock wieder etwas gelegt hat.

Notfalltropfen

Notfalltropfen aus der Bach-Blütentherapie gehören in jede Hausapotheke und in jedes Reisegepäck. Sie sind ein bewährtes, fertig gemischtes Schockmittel. Man bekommt sie unter dem Namen »Rescue Remedy« in vielen Apotheken. Träufeln

Sie zwei Tropfen aus der »Stockbottle« direkt auf die Zunge, und wiederholen Sie dies etwa alle zehn Minuten. Rescue Remedy macht Schocks energetisch besser verkraftbar. Ein ideales Mittel bei allen kleineren und größeren Zwischenfällen des Lebens, auch bei panikartigen Prüfungsängsten oder Angst vor Operationen. Bei schwereren Notfällen können Sie Ihre Tropfen über mehrere Tage nehmen: Täglich vier Tropfen in einem Glas Wasser schluckweise über den Tag verteilt trinken.

Was Sie sonst noch tun können

- Lassen Sie Ihre Vorahnungen zu, rechnen Sie im Leben mit Überraschungen.
- Holen Sie sich ruhig bei anderen Menschen Trost, Hilfe und Unterstützung.
- Suchen Sie Kriseninterventionsgespräche bei psychologischen Notfalleinrichtungen – etwa beim Familiennotruf oder bei der Seelsorge.

Schlafstörungen

Was sind Sclafstörungen?

Als Schlafstörungen wird die Unfähigkeit bezeichnet, einzuschlafen oder nachts durchzuschlafen. Als Ursache kommen psychische Probleme in Frage, aber auch Herzkrankheiten, Bluthochdruck, Asthma, Rheuma oder Schnarchen (auch das des Partners). Auch Medikamente wie Betablocker, Antibiotika oder Aufputschmittel können den Schlaf beeinträchtigen.

Begleitsymptome
Am Morgen danach Zerschlagenheit, Konzentrationsmangel, verlangsamte Reaktionen, Gereiztheit.

Wie entstehen Schlafstörungen?

In der esoterischen Lehre der Analogie entspricht der Tag dem Licht, dem Leben und der Aktivität und die Nacht der Dunkelheit, der Ruhe, dem Unbewußten – und dem Tod. Alles, was der Schlaf von uns fordert, gehört nicht gerade zu den Stärken unserer Zivilisation: Wir haben Angst vor dem Gefühl, dem Unerklärlichen, dem Schatten, dem Unbewußten, dem Dunklen. Kein Wunder also, daß Schlafstörungen neben Kopfschmerzen zu den häufigsten Gesundheitsstörungen zählen. Psychologen deuten Einschlafstörungen als Angst, von der bewußten Kontrolle loszulassen und in die Schattenbereiche der Seele abzutauchen. Alle Schlaflosen haben Angst vor der Nacht, behaupten die Psychosomatiker. Doch je mehr man versucht, dieses Problem mit dem Willen »in den Griff« zu kriegen, desto mehr wird man scheitern. Die Aussöhnung mit der Nachtseite des Lebens ist das sicherste Schlafmittel.

Diese Kräuter können helfen

Breite Auswahl

Gegen Schlaflosigkeit sind zum Glück etliche Kräuter gewachsen. Ihre Wirkung ist so unterschiedlich, daß sie gegen jeden Grad von Schlafstörung erfolgreich eingesetzt werden können.

Zum Thema Schlafstörung fällt uns meist der Baldrian ein, der auch von Ärzten gerne als sanftes Beruhigungs- und Schlafmittel verschrieben wird. Baldrian wirkt tatsächlich in der Hälfte der Fälle gut. Bei 50 Prozent der Patienten ist er aber wirkungslos, und dann hilft meistens auch der Hopfen nicht, der als klassisches Zweitmittel bei schlechtem Schlaf gilt.

Die bessere Pflanze gegen Schlafstörungen aller Art ist die Passionsblume. Besonders im hohen Alter oder wenn der tiefere Grund für Ihre Störung eine Trennungskrise, plötzliche Arbeitslosigkeit oder ein anderes Verlusterlebnis ist (siehe »Depressive Verstimmung«), hat sich Passiflora, so der botanische Name, bewährt.

Allerdings ist dieses exotische Kraut mit einer gewissen Vorsicht zu genießen: Bei regelmäßigem Gebrauch hoher Mengen kann es zur Gewöhnung führen. Kräuterkundler raten deshalb dazu, die Passionsblume immer mit anderen, ergänzenden Kräutern (siehe unten) zu mischen, die angstlösend wirken, die Nerven beruhigen und insgesamt gleichmütiger machen.

Unterschiedliche Mittel

Die Phytotherapie unterscheidet zwischen
- direkten Schlafmitteln wie Baldrian, Hopfen und Passiflora und
- indirekten Schlafmitteln wie Basilikum, Haferkraut, Heidekraut, Lavendel, Lindenblüten, Majoran, Melisse, Orangenblüte, Schwarznessel, Weide und Weißdorn.

Wenn Sie Ihre Schlafmischung selbst bestimmen wollen: Wählen Sie zwei Kräuter aus den direkten und drei bis fünf Kräuter aus den indirekten Schlafmitteln.

Mit Tee gegen Schlafstörungen

Bereiten Sie sich eine Mischung aus folgenden Pflanzen

- Passiflora
- Hopfen
- Weißdorn (Blätter und Blüten)
- Orangenblüte
- Lavendel
- Melisse

Dosierung: Trinken Sie abends vorm Schlafengehn eine große Tasse und wenn Sie nachts aufwachen eine zweite (am besten, Sie stellen sich eine Thermoskanne mit Ihrem Tee neben das Bett). Sobald Ihr Schlaf besser geworden ist, können Sie die Dosis langsam reduzieren.

Tip

Vor allem ältere Menschen mit starken Schlafstörungen machen gute Erfahrungen mit einem abends zusätzlich eingenommenen Magnesiumpräparat.

Fertigpräparate

Empfehlenswert sind Passifloraprodukte mit anderen pflanzlichen Beimischungen – wie etwa Nervoregin von Pflüger, Nervendragees von Ratiopharm, Salus Gutnacht Kräuter-Dragees oder Passiflora-Nerventonikum von Wala.

Achtung: Wenn höhere Dosen von Passiflora oder passiflorahaltige Mischungen keine Wirkungen zeigen, sollten Sie auf keinen Fall zu »stärkeren« synthetischen Mitteln greifen. Gehen Sie lieber zum Arzt, und lassen Sie untersuchen, ob nicht eine ernste Erkrankung vorliegt.

Hilfe durch die Homöopathie

Ein homöopathisches Schlafmittel gegen Ein- und Durchschlafstörungen ist Bryophyllum Argento cultum D3 (Weleda). Nehmen Sie fünf Tropfen vor dem Einschlafen und bei jedem Aufwachen in der Nacht wieder fünf Tropfen. Keine Sorge, auch wenn Sie zehnmal aufwachen: Dieses Mittel können Sie nicht überdosieren.

Kräuterkissen für guten Schlaf

Mit Kräutern gefüllte Kissen wurden von den Wissenschaftlern lange Zeit milde belächelt. Mittlerweile aber kommt ihnen wieder mehr Beachtung zu. Ein Schlafkissen soll vor allem Kräutermischungen mit ätherischen Ölen enthalten – wie Thymian oder Oregano. Aber auch Echtes Labkraut, Lavendelblüten, Baldrianwurzeln, Johanniskraut, Melisse oder Hopfenzapfen sind gute Ingredienzen – und wegen des herzerwärmenden Dufts Rosen- und Orangenblüten.

Ein Kräuterkissen können Sie entweder selbst machen (übrigens ein toller Geschenktip) oder in Reformhäusern und manchen Apotheken kaufen. Legen Sie es unter oder auf Ihr Kopfkissen oder irgendwo in die Nähe des Kopfes. In der Bettwärme verdunsten die ätherischen Öle aus den Kräuterdrogen und werden eingeatmet.

Hausmittel Baldrian

Omas altes Beruhigungsmittel ist wieder in – und so gut wie eh und je. Aber gerade hier gilt es, die Dosierung zu beachten:
- Als Schlaftrunk nehmen Sie einen Teelöffel voll Tinktur in einem halben Glas Wasser vor dem Schlafengehen.
- Mindestens ebenso schlaffördernd wirkt ein abendliches, warmes Vollbad mit Baldrian. Geben Sie 250 Gramm Tinktur ins einfließende Wasser. Und passen Sie auf, daß Sie nicht schon in der Wanne einschlafen.

Was Sie sonst noch tun können

- Nehmen Sie einen Stift und ein Blatt Papier, und schreiben Sie alles auf, was Sie beunruhigt. Damit geben Sie Ihre innere Unruhe nach außen ab, Sie müssen nicht mehr aus Angst, etwas Wichtiges zu vergessen, nachts aufwachen.
- Kümmern Sie sich um die unbewußten Bereiche Ihres Ichs. In einer Trance-Therapie könnten Sie zum Beispiel herausfinden, was die Angst vor der Nacht in Ihrem speziellen Fall zu bedeuten hat.
- Machen Sie vorm Zubettgehen autogenes Training, oder hören Sie eine Entspannungskassette. Danach nicht mehr lesen oder gar fernsehen.

Was jetzt garantiert nicht hilft
Vorm Schlafengehen einen Krimi im Fernsehen ansehen.
Nach einem Streit unversöhnt oder mit ungeklärten Problemen ins Bett gehen.
Abends ein opulentes Mahl und danach einen Kaffee.

- Machen Sie zum »Ausleeren« des Kopfes eine Gibberish-Übung: Im Bett sitzend ein paar Minuten lang nur Unsinnslaute von sich geben (bli, gla, flau, rum). Danach sofort hinlegen und Augen zu.
- Vermeiden Sie Elektrosmog, denn der kann nach jüngsten Erkenntnissen den Schlaf empfindlich stören. Also: Fernseher und Computer ganz raus aus dem Schlafzimmer, keine Elektrogeräte (Wecker, Radio) am Kopfende des Bettes.

Spannungskopfschmerzen

Was sind Spannungskopfschmerzen?

Spannungskopfschmerzen sind die häufigste Kopfschmerzform. 29 Millionen Menschen leiden darunter allein in Deutschland, und 2,3 Millionen müssen diese Schmerzen an mehr als 180 Tagen im Jahr ertragen. Ursachen sind fast immer innere Anspannung, die sich körperlich am häufigsten im Kopf und am Rücken niederschlägt.

Unsere Redensarten belegen das drastisch, wenn wir etwas »im Kopf nicht aushalten« oder den »Kopf voll« haben. Nachts, wenn wir von unseren psychischen Problemen ablassen, lassen auch die Schmerzen nach; andererseits werden sie auch bei bewußter Anstrengung nicht schlimmer. Fast immer gleichzeitig: Verspannungen oder Schmerzen im Nacken- und Schulterbereich.

Wie entstehen Spannungskopfschmerzen?

Wenn es stimmt, daß 33 Prozent aller Schmerzen von Angst und Sorgen herrühren, sind Kopfschmerzen sicher ein ganz klassisches Beispiel dafür. Spannungskopfschmerzen treten besonders unter Leistungsdruck, in kritischen, sozialen Situationen und anderen Formen von seelischem Streß auf. Dann setzt das vegetative Nervensystem Muskeln und Blutgefäße im Hals-Nackenbereich unter Spannung.

Wenn die Muskeln sich nach der Anspannung nicht wieder entspannen und lockern können, werden bestimmte Stoff-

Begleitsymptome
Immer wiederkehrende Schmerzanfälle im Kopfbereich, die Minuten oder Tage anhalten können. Der Schmerz verteilt sich, vom Hinterkopf kommend, diffus über die ganze Schädeldecke. Man hat das Gefühl, einen zu kleingeratenen Helm auf dem Kopf zu haben.

wechselprodukte freigesetzt, die wiederum die zahlreichen Nervenenden (Schmerzrezeptoren) in unserer Schädeldecke reizen.

Weitere häufige Ursachen für Kopfschmerzen: Eine durchzechte Nacht, Erkältungen, Wetterumschwünge, falsche Sitzhaltung bei der Arbeit, stundenlange Bildschirmarbeit, schlechte Matratzen im Bett, zu wenig Flüssigkeit – und Schmerzmittelmißbrauch! Es ist längst erwiesen, daß der Dauergebrauch von Schmerzmitteln zum medikamentenbedingten Dauerkopfschmerz führen kann. Da so viele unterschiedliche Auslöser am Spannungskopfschmerz schuld sein können, kann es sinnvoll sein, ein Beschwerdentagebuch zu führen, um den Gründen auf die Spur zu kommen.

Tabletten helfen nicht

Für die kurzfristige Beseitigung des Kopfschmerzes mag eine Tablette nützlich sein – die Ursachen von eventuell immer wiederkehrenden Schmerzen behebt sie nicht.

Im Zweifelsfall zum Arzt!

Wenn Sie häufig zu starken Kopfschmerzen neigen, sollten Sie vom Arzt abklären lassen, ob eventuell eine organische Störung zugrundeliegt.

Diese Kräuter können helfen

Bei Spannungskopfschmerzen sind folgende Kräuter geeignet: Beifuß, Bitterklee, Ehrenpreis, Eisenkraut, Gänsefingerkraut, Lindenblüten, Majoran, Melisse, Schlüsselblumenblüten und Steinklee.

Mit Tee gegen Spannungskopfschmerzen

Bereiten Sie Ihre Mischung zu gleichen Teilen aus folgenden Pflanzen

- Beifuß
- Bitterklee
- Ehrenpreis
- Gänsefingerkraut
- Majoran
- Schlüsselblumenblüten

Dieser Tee hat außer der psychischen auch eine hormonelle Wirkung, denn bei häufig wiederkehrenden Kopfschmerzen spielt eine Hormonschwäche praktisch immer eine Rolle.

Der Geheimtip aus der Kräuterapotheke – das Rosmarinfußbad

Nicht nur angenehm, sondern auch äußerst effektiv: Diese Methode zieht die ganze Anspannung aus dem Kopf ab, hinunter zu den Füßen. Das Fußbad wirkt übrigens auch bei Migräne.

Bereiten Sie einen Kräutersud aus einer Tasse Rosmarinblättern und ein bis zwei Litern heißem Wasser. Dieses Gebräu gießen Sie in ein Fußbadebecken und füllen es mit warmem Wasser so auf, daß die Knöchel bedeckt sind. Nach zehn Minuten: Füße herausnehmen und einen Moment lang in ein danebenstehendes Gefäß mit eiskaltem Wasser tauchen. Danach das gleiche nochmal.

Modedroge Guarana

Schmerzt der Kopf und ist der Kreislauf im Keller, etwa nach einer durchzechten Nacht, kann der Aufputscher Guarana, der seit längeren in vielen Naturkostläden erhältlich ist, durchaus helfen, Sie wieder aufzumuntern.

Das enthaltene Koffein wirkt sanfter als Kaffee, und der Gerbstoff hilft bei Magen- und Darmstörungen. Aber Vorsicht bitte: Halten Sie sich unbedingt an die Dosierungsanleitung, und trinken Sie zusätzlich auf keinen Fall Kaffee!

Die Neuentdeckung bei Kopfschmerzen

Auf der Suche nach einer Alternative zu Schmerzmitteln haben Wissenschaftler vor einiger Zeit die Pfefferminze wiederentdeckt, die schon seit Jahrtausenden als zuverlässig wirkende Heilpflanze gilt. Schon Plinius der Ältere empfahl bei Kopfschmerzen Auflagen aus frischen Pfefferminzblättern auf die Schläfen.

In jüngster Zeit hat eine Arbeitsgruppe um Prof. Hartmut Göbel von der Klinik für Neurologie der Uni Kiel das Pfefferminzöl erstmals systematisch unter die Lupe genommen. Eines der Ergebnisse: Pfefferminzöl reizt bei lokaler Anwendung verschiedene Nervenbestandteile, die das Schmerzempfinden herabsetzen. So hemmt das Öl die Wirkungen der schmerzübertragenden Botenstoffe Serotonin und Substanz-P,

Beruhigendes Nerventonikum

Wenn Sie sich nervlich sehr angespannt fühlen, probieren Sie mal das Nervenmittel Helmkraut:

45ml Helmkrauttinktur und 5ml Zitronenmelisse mischen und bis zu viermal täglich eine 5ml-Dosis nehmen. Sie werden staunen.

die bei der Entstehung von Spannungskopfschmerzen eine wichtige Rolle spielen.

Bei der Patientenbefragung stellte sich heraus, daß Pfefferminzöl den Scheinmedikamenten, die einer Vergleichsgruppe mit ähnlichen Beschwerden verabreicht wurden, deutlich überlegen war und ähnlich gut wirkte wie das Schmerzmittel Paracetamol, das man als wirksame Arznei kennt, das aber bei Langzeitanwendung nicht ganz unbedenklich ist.

Fazit: Minzöl ist eine gut verträgliche und zugleich zuverlässige Alternative zum Tablettenschlucken.

Minzöl wirksam anwenden

Massage

Wenn Ihre Kopfschmerzen regelmäßig auftreten, hilft vielleicht eine Massage oder eine Fangotherapie.

Zehnprozentiges Pfefferminzöl wird großflächig auf Stirn und Schläfen aufgetragen und die Behandlung zweimal im Abstand von 15 Minuten wiederholt.

Aus der Aromatherapie

• Wenn vor allem der Nacken verspannt ist, kann eine Duftölmassage helfen: Mischen Sie 1 Teil Geraniumöl und 2 Teile Lavendelöl mit etwas Jojobaöl und massieren Sie damit seitlich rechts und links des Nackens genau in der Mitte der verspannten Stellen.

• Wenn Sie unter Streßkopfschmerzen leiden, ist Entspannung das beste Mittel: Bereiten Sie sich ein Kräuterbad aus Melisse, Baldrian oder Lavendel oder einer Mischung aus diesen Bestandteilen.

Hilfe aus der Homöopathie

Es gibt einige wirksame homöopathische Mittel gegen Kopfschmerzen, die Sie allerdings nicht nehmen sollten, wenn Sie sich für die Aromatherapie entschieden haben.

• Bei rotem Gesicht, klopfendem Kopfschmerz und dem Gefühl, als ob der Kopf zerbirst: Belladonna D30.

• Bei Benommenheitsgefühl, Fönkopfschmerz, Grippe: Gelsemium D4.

• Bei Schläfenkopfschmerz, vom Magen ausgehendem Kopfschmerz (mit Erbrechen), auch nach übermäßigem Alkoholgenuß: Nux vomica D4.

- Bei Schmerzen, die vom Nacken zum rechten Auge ziehen, klopfenden Schmerzen, Kopfschmerz im Klimakterium oder während der Menstruation: Iris D4.
- Bei linksseitigen, stechenden oder bohrenden Kopfschmerzen, die sich bei jeder Bewegung verschlimmern: Spigelia D4. Faustregel für die Dosierung: Je akuter die Beschwerden, desto häufiger das Mittel nehmen. Lassen Sie bei akuten Kopfschmerzen ein- bis dreimal stündlich 5 Kügelchen im Mund zergehen. Wenn die Schmerzen nachlassen: die gleiche Dosis entsprechend seltener nehmen.

Was Sie sonst noch tun können

- Akupressur. Dieses Naturheilverfahren zählt bei Spannungskopfschmerzen zu den Mitteln erster Wahl. Massieren Sie folgende Punkte etwa drei- bis fünfmal am Tag:

Tai Yang. Der Sonnenpunkt liegt etwa anderthalb Finger breit hinter und knapp unterhalb des äußeren Endes der Augenbrauen. Wenn Sie mit den Fingern eine Vertiefung spüren, sind Sie an der richtigen Stelle. Massieren Sie diesen Punkt eine Minute lang mit den Fingerspitzen – und zwar im Uhrzeigersinn von innen nach außen.

Pian Tou Dian: Dieser Punkt liegt am Mittelgelenk des Ringfingers, auf der dem kleinen Finger zugewandten Seite. Eine Minute lang kräftig mit einer Fingerkuppe massieren. Erst den Finger auf der geringer schmerzenden Kopfseite, dann den Finger auf der stärker schmerzenden Kopfseite.

- Alle entspannenden Therapien, vor allem die Progressive Muskelentspannung nach Jacobson, Reiki, Yoga, Biofeedback lindern Spannungskopfschmerzen.
- Farbtherapie. Bei Kopfschmerzen wirken violett und blau. Tragen sie entsprechende Kleidung. Stellen Sie sich bei geschlossenen Augen ein kühlendes Blau vor, das Ihren ganzen Körper umschließt und die Schmerzen aus dem Kopf heraussaugt.
- Bewegung an frischer Luft, vor allem Jogging oder Wandern, Hals- und Nackengymnastik, Feldenkrais und ein gleichmäßiger Schlafrhythmus beugen quälenden Kopfschmerzen wirkungsvoll vor.

Was jetzt garantiert nicht hilft
Bei Magenproblemen Aspirin nehmen und bei Leberschaden Paracetamol.
Genußgifte wie Alkohol und Zigaretten.

Heilen mit Bach-Blüten

Das Heilen mit Pflanzen ist alles andere als geheimnisvolle Hexerei. Längst hat sich die Biochemie über die Kräuter aus Omas Garten hergemacht und festgestellt, was denn eigentlich ihre Heilwirkung ausmacht. Genauso, wie man mittlerweile viele Inhaltsstoffe analysiert und ihren Nutzen für den menschlichen Organismus festgestellt hat, genauso hat man auch akzeptieren gelernt, daß Krankheiten, die oft eine psychische, eine seelische Ursache haben, auch entsprechend kuriert werden müssen: mit natürlichen Heilmitteln, deren Wirkung sich nicht nur auf eine einzelne chemische Reaktion im menschlichen Körper beschränkt.

Die besondere Kräutertherapie

Blüten für die Seele

Ähnlich wie die Mittel der Homöopathie entfalten auch die Bach-Blütenessenzen ihre Wirkung im feinstofflichen Bereich. Ihr Ziel ist es, negative Gemütszustände in positive umzuwandeln. Durch diese veränderte seelische Haltung können Krankheiten verhindert und Heilprozesse günstig beeinflußt werden.

Bach war einer der ersten Ärzte, die sich um die psychisch-seelischen Ursachen von Krankheiten systematisch Gedanken machten. Quintessenz seiner Forschungen war die Therorie, daß es bei einer Krankheit nicht auf deren Namen, also deren schulmedizinische Standortbestimmung ankommt, sondern in erster Linie auf den negativen Gemütszustand, der hinter dieser Krankheit steckt. Die Krankheit, soweit sie sich körperlich ausdrückt, ist letzten Endes nur Symptom dieser inneren Verstimmung.

Zwei Grundfragen

Bei der Behandlung mit Bach-Blüten muß sich der Patient also zwei wichtige Fragen beantworten:
- Welcher Seelenzustand könnte zum Ausbruch der Krankheit geführt haben? Wie war meine Lebenssituation in der Zeit vor der Erkrankung? Auf welchen Umstand (Sorge um den Arbeitsplatz, eine persönliche Enttäuschung, Trennung von einer geliebten Person, unterdrückte Wut) könnte ich mit dieser Erkrankung reagiert haben?
- Wie gehe ich jetzt, nachdem ich erkrankt bin, mit meinem Gebrechen um? Bin ich ungeduldig und reizbar oder eher apathisch und mutlos? Ergebe ich mich wehrlos in meinen Zustand, oder gönne ich mir im Gegenteil etwa nicht genug Ruhe für meine Genesung?

Zeit nehmen
Zwei wichtige Fragen, die sich nicht immer auf Anhieb beantworten lassen. Wenn Sie zu einem befriedigenden Ergebnis kommen wollen, müssen Sie sich Zeit nehmen, entspannt nachdenken und ehrlich zu sich selbst sein.

Seelische Grundstimmungen – heilende Blüten

Hier eine Übersicht über die 38 Blütenessenzen nach Dr. Bach. Sie sind nach den sieben wichtigsten Gemütszuständen geordnet, die eine Krankheit ausgelöst haben bzw. deren Verlauf beeinflussen können.

Angst

Espe (Aspen)
Bei vagen Ängsten, Vorahnungen, Alpträumen oder grundloser Furcht vor bestehendem Unheil

Gauklerblume (Mimulus)
Bei konkreten Ängsten vor alltäglichen Dingen, fehlendem Mut, übertriebener Schüchternheit

Kirschpflaume (Cherry Plum)
Bei Angst vor Kontrollverlust, etwa bei Wutanfällen oder Panikreaktionen

Rote Kastanie (Red Chestnut)
Bei übergroßer Sorge um das Wohlergehen anderer, vor allem während Krankheit, Reisen oder vorübergehender Trennung

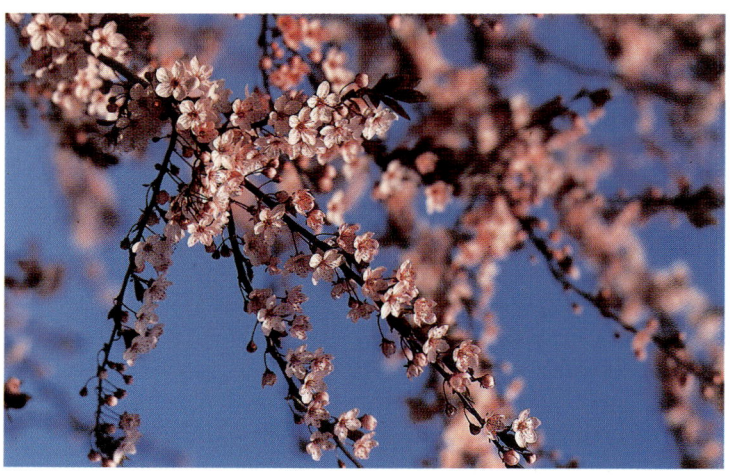

Heilende Wirkung wunderschön verpackt: die Kirschpflaume in voller Blüte.

Sonnenröschen (Rock Rose)
Bei Schrecken, Panik, innerer Unruhe, Hysterie in Notfallsituationen

Unsicherheit

Bleiwurz (Cerato)
Bei mangelndem Selbstvertrauen, Schüchternheit, Zweifel an der eigenen Entscheidungsfähigkeit

Einjähriger Knäuel (Sclerantus)
Bei Entscheidungsunfähigkeit, Gefühls- und Stimmungsschwankungen, Wankelmut

Enzian (Gentian)
Bei Pessimismus, schneller Entmutigung, wenn kleinste Rückschläge größte Selbstzweifel auslösen

Hainbuche (Hornbeam)
Bei mentaler Erschöpfung und bei Angst, den Anforderungen des Lebens nicht gewachsen zu sein

Stechginster (Gorse)
Bei Hoffnungslosigkeit, Gefühlen von Verzweiflung und Vergeblichkeit. Diese Menschen glauben, ihnen sei nicht mehr zu helfen

Waldtrespe (Wild Oat)
Bei Unentschlossenheit, Selbstfindungsproblemen, Unsicherheit, welchen Weg man einschlagen soll

Mangelndes Interesse an der Gegenwart

Geißblatt (Honeysuckle)
Bei Vergangenheitsbezogenheit, Heimweh, Nostalgie, Sehnsucht nach früheren Zeiten

Heckenrose (Wild Rose)
Bei Resignation, Passivität, klagloser Apathie

Kastanienknospen (Chestnut Bud)
Bei Inkonsequenz, für Menschen, die aus Erfahrung nicht lernen, sondern immer die gleichen Fehler begehen

Olive (Olive)
Bei streßbedingter Erschöpfung durch schwere Belastung und ein freudloses Leben

Weiße Kastanie (White Chestnut)
Bei mangelnder Konzentration, quälenden, zwanghaften Gedanken, die immer wieder auftreten

Die richtige Blüte finden
Intuition ist einer von verschiedenen Wegen, die Bach-Blüte, die Ihnen am besten hilft, zu finden. Da bei der Wirkung dieser Pflanzen der Bezug zur Seele noch stärker gewichtet wird als bei normalen Heilkräutern, kommt dem meditativen Aspekt bei Auswahl und Behandlung eine gesteigerte Bedeutung zu.

Weiße Waldrebe (Clematis)
Bei mangelnder Konzentration, wenn die Gedanken fast nur zukunftsbezogen sind

Wilder Senf (Mustard)
Bei depressiver Stimmung, wenn Kummer oder Verzweiflung den Betreffenden aus heiterem Himmel überfallen

Übersensibilität gegenüber äußeren Einflüssen

Odermenning (Agrimony)
Bei Schüchternheit, für nach außen hin fröhliche Menschen, die andere mit ihren Sorgen nicht belasten wollen

Stechpalme (Holly)
Bei negativer Lebenseinstellung, für Menschen, die von Zorn, Eifersucht, Neid und Argwohn überwältigt werden

Tausendgüldenkraut (Centaury)
Bei nachgiebigem Wesen, für Menschen mit schwach ausgeprägtem Willen, die nicht nein sagen können

Walnuß (Walnut)
Bei Persönlichkeitsschwäche, hilft, die Vergangenheit abzuschließen und sich neuen Phasen anzupassen

Mutlosigkeit und Verzweiflung

Doldiger Milchstern (Star of Bethlehem)
Bei Sorgen, Schmerzen, unverarbeiteten Erlebnissen, vor allem bei Schock nach Tod oder Unfall

Edelkastanie (Sweet Chestnut)
Bei Hoffnungslosigkeit, wenn die Grenze der Belastbarkeit erreicht ist, bei tiefster Verzweiflung

Eiche (Oak)
Bei Starrsinn, Sturheit, wenn man trotz Pech und Rückschlägen nicht aufgibt

Holzapfel (Crab Apple)
Bei Ordnungs- und Sauberkeitsfanatismus, wenn man sich selbst verabscheut und schmutzig fühlt

Kiefer (Pine)
Bei Schuldgefühlen, Selbstvorwürfen, wenn man selbst bei Erfolg nie mit sich zufrieden ist

Lärche (Larch)
Bei mangelndem Selbstvertrauen, wenn man immer damit rechnet zu versagen

Mehr über Bach-Blüten
Wenn Sie mehr über Bach-Blüten und ihre Anwendung erfahren wollen: Im Ludwig Verlag ist ein Buch erschienen, das vor allem Auskunft über den intuitiven Zugang zu dieser Behandlungsmethode vermittelt: Anna Elisabeth Röcker, Bach-Blüten – Krankheit als Weisung der Seele.

und sich nicht sehr um Erfolg bemüht

Ulme (Elm)
Versagensängste, Überforderung; für gewissenhafte Menschen, die sich überlastet fühlen

Einsamkeit

Heidekraut (Heather)
Bei starker Ichbezogenheit, für Menschen, die immer nach Zuhörern suchen und im Mittelpunkt stehen wollen, aber schlecht allein sein können

Springkraut (Impatiens)
Bei Ungeduld, Hektik, überstürztem Denken und Handeln, wenn man gereizt auf langsamer agierende Menschen reagiert

Sumpfwasserfeder (Water Violet)
Bei Überlegenheitsgefühl, Isolation, für ruhige Menschen, die lieber allein sind und sich selbst genügen

Ulme (Elm)
Bei Versagensängsten, Überforderung, für gewissenhafte Menschen, die sich überlastet fühlen

Übermäßige Sorge um andere

Eisenkraut (Vervain)
Bei Unruhe, innerer Anspannung, wenn man feste Überzeugungen hat und glaubt, immer recht zu haben

Quellwasser (Rock Water)
Bei Selbstkasteiung, krankhafter Selbstdisziplin, wenn man sich nichts gönnt und anderen damit ein Beispiel geben will

Rotbuche (Beech)
Bei Kleinlichkeit, Realitätsverlust, wenn man überkritisch und intolerant ist

Wegwarte (Chicory)
Bei Egoismus, besitzergreifendem Wesen, wenn man sich um andere sorgt, sie aber ständig korrigieren will

Weinrebe (Vine)
Für starke, fähige Menschen, die diktatorisch über andere bestimmen wollen

Rettungsmittel

Rescue Remedy
Heilmittel für Notfälle, beruhigt bei Krisen und traumatischen Ereignissen.

Nicht von heute auf morgen
Für Bach-Blüten gilt das gleiche wie für andere Heilkräuter: Die Behandlung mit ihnen braucht Zeit. Erwarten Sie deshalb bitte keine schnellen Erfolge!

Über die Autorin

Gerti Samel ist Redakteurin bei der Zeitschrift Cosmopolitan. Seit zehn Jahren ist sie dort verantwortlich für die Bereiche Gesundheit, Ernährung, Esoterik und Umwelt. Ihr Spezialgebiete sind dabei Naturheilkunde und alternative Medizin.

Hinweis

Das vorliegende Buch ist sorgfältig erarbeitet worden. Dennoch erfolgen alle Angaben ohne Gewähr. Weder Autorin noch Verlag können für eventuelle Nachteile oder Schäden, die aus den im Buch gemachten praktischen Hinweisen resultieren, eine Haftung übernehmen.

Bildnachweis

AKG, Berlin: 94; Bavaria Bildagentur, Gauting: Titelbild (U1/Fond) (Image Life); Fotoarchiv, Essen: 86 (Markus Matzel); Freie Universität, Berlin: 51; Harras-Pharm-Curarina Arzneimittel GmbH, München: 59; IFA-Bilderteam, Taufkirchen: 2 (Thielscher), 27 (NOK-Photo), 61 (Arnold), 63 (Digul), 65 (Jacobi), 138 (Digul); Image Bank, München: Titelbild (U1/Einklinker) (Brigitte Lambert); Interfoto, München: 15 (Archiv), 111 (Katja Leander); LAUX Botanik-Bildarchiv, Biberach: 41, 43, 49, 53, 55, 67, 71, 73, 75; Mauritius, Mittelwald: 45, 57 (Reinhard), 47 (Torino); Paysan Bildarchiv, Stuttgart: 69; Südwest Verlag, München ©: 10; Transglobe Agency, Hamburg: 31 (R. Riethmüller), 121 (Schwartz)

Impressum

© 1996 W. Ludwig Buchverlag in der
Südwest Verlag GmbH & Co. KG, München

Redaktion Dr. Alex Klubertanz
Redaktionsleitung Josef K. Pöllath
Umschlag Hempel/Langkau, München
Layout Dr. Alex Klubertanz
DTP/Satz Wolfgang Lehner
Herstellung Manfred Metzger
Druck und Bindung Westermann Druck Zwickau GmbH, Zwickau
Printed in Germany

Gedruckt auf chlor- und säurearmem Papier

ISBN 3-7787-3557-8

Register